口腔专科临床护理常规及操作流程

主 编 吴 宣

U0218894

中国协和医科大学出版社
北 京

图书在版编目（CIP）数据

口腔专科临床护理常规及操作流程 / 吴宣主编. —北京：中国协和医科大学出版社，2022.5
（北京协和医院口腔护理丛书）

ISBN 978-7-5679-1826-9

Ⅰ.①口… Ⅱ.①吴… Ⅲ.①口腔科学－护理学 Ⅳ.①R473.78

中国版本图书馆CIP数据核字（2021）第172877号

口腔专科临床护理常规及操作流程

主　　编：吴　宣
责任编辑：顾良军　胡安霞
封面设计：许晓晨
责任校对：张　麓
责任印制：张　岱

出版发行：中国协和医科大学出版社
　　　　　（北京市东城区东单三条9号　邮编100730　电话010-65260431）
网　　址：www.pumcp.com
经　　销：新华书店总店北京发行所
印　　刷：三河市龙大印装有限公司
开　　本：787mm×1092mm　1/16
印　　张：9
字　　数：208千字
版　　次：2022年5月第1版
印　　次：2022年5月第1次印刷
定　　价：69.00元

ISBN 978-7-5679-1826-9

编委名单

顾　问　郭　娜（中国医学科学院北京协和医院）

主　编　吴　宣（中国医学科学院北京协和医院）

副主编　郑晓丹（华中科技大学同济医学院附属协和医院）

　　　　丁珊珊（中国医学科学院北京协和医院）

　　　　晏　桐（中国医学科学院北京协和医院）

编　者　（按姓氏笔画排序）

　　　　丁珊珊（中国医学科学院北京协和医院）

　　　　王　威（中国医学科学院北京协和医院）

　　　　王　静（北京大学口腔医院）

　　　　王菁蔓（北京大学口腔医院）

　　　　甘　泠（中国医学科学院北京协和医院）

　　　　汤有佳（中国医学科学院北京协和医院）

　　　　吴　宣（中国医学科学院北京协和医院）

　　　　谷铮铮（北京大学口腔医院）

　　　　张慧杰（中国医学科学院北京协和医院）

　　　　陈文杰（北京大学口腔医院）

　　　　郑晓丹（华中科技大学同济医学院附属协和医院）

　　　　宣　岩（北京大学口腔医院）

　　　　晏　桐（中国医学科学院北京协和医院）

　　　　董　雪（中国医学科学院北京协和医院）

　　　　景映娣（北京大学口腔医院）

序

    北京协和医院作为全国疑难重症诊治指导中心，连续十二年蝉联中国医院排行榜榜首，一直以学科齐全、技术力量雄厚、专科特色突出以及多学科综合优势享誉全国。一百年来，协和护理工作秉承严谨、求精、勤奋、奉献的院训，基础与专科并重。始终坚持以科学规范的护理理念服务人民健康。

    医疗护理质量是医院永恒的主题，严格规范技术操作是护理质量的根本保证。随着口腔医学的发展，口腔护理技术也取得了飞速的进步，作为中华护理学会第一批专科护士培训基地，北京协和医院口腔护理团队牵头编写了《口腔专科临床护理常规及操作流程》。

    此书的出版正值北京协和医院百年华诞。百年协和，一切为民。希望能够通过这本书与全国的口腔护理同仁共同学习和交流，提升专业知识，精进专业技能，助力健康中国建设。

北京协和医院护理部主任

2022年1月

前　言

在中国口腔专科护理事业蓬勃发展的今天，建立一套标准的口腔专科操作流程已经越来越重要。《口腔专科临床护理常规及操作流程》作为讲解口腔专科护理基本操作流程的一类工具书，全书贯穿了"以患者为中心"的整体护理理念，结合临床常见口腔疾病的护理内容和口腔护理专业主要技能，进一步梳理规范了相关护理技术操作流程和评价指标，供口腔专业的护理人员参考，对口腔专科护理临床操作水平具有指导性意义。

本书涵盖内容全面，主要介绍了包括口腔内科、口腔外科、儿童牙科、牙周、修复、正畸、口腔种植等相关专业临床护理技术和常规操作流程。

本书非常荣幸地邀请到国内口腔护理领域具有丰富临床和教学经验的专家共同执笔，专家们将多年累积的临床护理经验，采用深入浅出的形式，配以治疗流程操作图表呈现出来，便于读者理解。是口腔专科护士及口腔护理实习生重要学习、参考书。

本书的编写还得到了北京协和医院、北京大学口腔医院等相关医院医疗、护理专家的鼎力支持，在此一并感谢。但因时间仓促和水平有限，书中难免存在缺点和不足，欢迎广大同仁批评指正。

编　者

2022 年 1 月

目　　录

第一章

牙体牙髓病护理操作常规

第一节　光固化复合树脂粘接修复术护理常规

复合树脂可用于临床上大部分的牙体缺损直接修复。

一、适应证

1. Ⅰ～Ⅳ类窝洞的修复。
2. 冠底部和核的构建。
3. 窝沟封闭或预防性修复。
4. 美容性义齿，如贴面、牙外形修整、牙间隙封闭。
5. 间接修复体的粘接。
6. 暂时性修复体。
7. 牙周夹板。

二、护理措施

（一）术前护理

1. 评估

（1）患者年龄、健康状况及合作程度。

（2）诊室环境干净整齐，牙椅处于备用状态。

2. 物品准备

（1）常规用物：检查盘、口杯、吸唾器（强、弱）、棉球、凡士林棉签、遮光镜、三用枪、牙科高速手机、牙科低速弯手机、车针套。

（2）特殊用物：比色板、镜子、计时器、避光碟、小毛刷、充填器、咬合纸、硒离子。

（3）材料：酸蚀剂、粘接剂、复合树脂。

（二）术中护理

1. 比色：自然光线下比色，并记录比色结果。
2. 牙体预备：安装车针，护士使用三用枪及吸引器配合医生去腐，保持术野清晰。
3. 酸蚀、冲洗：记录酸蚀时间，配合彻底吸净口内酸蚀剂。
4. 粘接：粘接剂滴于避光碟内，传递沾有粘接剂的小毛刷，光固化灯固化。
5. 分层充填：根据窝洞大小使用充填器取适量树脂放入避光碟内，少量多次传递医生，光固化灯固化。

6. 调𬌗、抛光：安装调𬌗车针，协助测量咬𬌗高点，及时吸唾，结束后使用棉球擦去咬合印记。

（三）术后护理

1. 健康指导

（1）不要使用患牙咬过硬的食物。

（2）如有充填物脱落或不适症状，及时就诊。

（3）保持口腔卫生，定期进行口腔检查。

2. 整理用物

分拣用物，擦拭牙椅，六步洗手法洗手。

三、光固化复合树脂粘接修复术医护配合流程

见表1-1。

表1-1　光固化复合树脂粘接修复术医护配合流程

医生操作	护理配合	所需用物	护理问题
接诊患者			
呼叫患者	1. 引导患者至椅位，系胸巾 2. 指导患者正确漱口 3. 调节舒适椅位	常规用物	
检查	1. 凡士林棉签擦拭口角 2. 棉球擦拭探针	1. 凡士林棉签 2. 棉球	
术中配合			
比色	1. 传递比色板 2. 关闭牙椅光源 3. 为患者准备镜子，确认比色结果 4. 记录比色结果	1. 比色板 2. 镜子	比色时在自然光源下最佳
牙体预备，去除腐质，预备合适洞型	1. 安装车针 2. 为患者佩戴遮光镜 3. 有效吸唾，保持术野清晰 4. 及时调整灯光	1. 车针套 2. 遮光镜 3. 吸引器（强、弱） 4. 三用枪	1. 吸唾过程中勿阻挡医生视线 2. 使用三用枪保持口镜清晰
酸蚀、冲洗	1. 隔湿 2. 传递酸蚀剂或沾有酸蚀剂的小毛刷 3. 记录酸蚀时间 4. 洗净口腔内酸蚀剂	1. 酸蚀剂 2. 计时器 3. 小毛刷	1. 冲洗告知患者口内会有酸涩感，无须紧张 2. 护士应吸净酸蚀剂，避免口内残留酸蚀剂 3. 酸蚀后的牙釉质呈现白垩色，避免再次污染

续　表

医生操作	护理配合	所需用物	护理问题
涂抹粘接剂并吹匀	1. 隔湿 2. 粘接剂滴于避光碟内 3. 预弯小毛刷 4. 传递沾有粘接剂的小毛刷 5. 牙椅灯调为弱光源 6. 光固化灯固化	1. 避光碟 2. 小毛刷 3. 粘接剂	1. 预处理剂与粘接剂使用时选用不同颜色小毛刷，避免混淆 2. 粘接剂使用后及时旋紧瓶盖，防止挥发 3. 光固化时护士需更换遮光镜
树脂充填、塑形	1. 根据洞型大小取出适量树脂置于避光碟内 2. 分次传递树脂 3. 棉球清理器械上残余树脂 4. 光固化灯固化	1. 树脂 2. 充填器	1. 准确评估树脂用量，避免浪费 2. 常规树脂固化深度2mm，需分次传递 3. 光固化灯应定期检测照射强度，以免影响材料固化
调𬌗、抛光	1. 安装调𬌗车针 2. 吹干牙面，测量咬（𬌗）高点 2. 医生调（𬌗），护士有效吸唾 3. 硒离子抛光，护士吸唾	1. 咬合纸 2. 硒离子	1. 每次咬𬌗前协助吹干牙面，使咬合纸印记清晰准确 2. 调𬌗结束后用棉球擦净咬𬌗印记
术后护理			
	1. 关闭灯光，推开牙椅灯源，复位 2. 为患者擦拭口角，漱口，解开胸巾 3. 移开治疗台面，引导患者离开牙椅 4. 卫生宣教 5. 整理用物，六步洗手法洗手		按四手操作要求整理用物

3

第二节　根管治疗护理常规

　　根管治疗术是采用专用的器械和方法对根管进行清理、成形、消毒灭菌，最后严密填塞根管，并进行冠方修复，以控制感染，促进根尖周病变愈合和防止根尖周病变的发生。根管治疗包括根管预备、根管消毒和根管充填三个过程。本节重点介绍其护理配合。

适应证

1. 不可复性牙髓炎。
2. 牙髓坏死。
3. 牙内吸收。
4. 根尖周炎。
5. 某些移植牙或再植牙。
6. 因其他口腔治疗需要摘除牙髓的患牙。

根管预备和根管消毒护理常规

一、护理措施

（一）术前护理

1. 评估

（1）患者年龄、健康状况及合作程度。

（2）诊室环境干净整齐，牙椅处于备用状态。

2. 物品准备

（1）常规用物：检查盘、口杯、吸引器、凡士林棉签、酒精棉球、护目镜、三用枪、高速手机、低速弯手机、机扩手机、车针套。

（2）特殊用物：橡皮障用物、器械盒、机扩针、唇勾、测量尺、清洁台、冲洗器、无菌药杯、锁镊、水门汀充填器、纸板。

（3）材料：EDTA、冲洗液、吸潮纸尖、氢氧化钙糊剂、玻璃离子水门汀。

（4）仪器：根管测量仪、机括马达。

（二）术中护理

1. 安装橡皮障。

2. 去腐、开髓、拔髓：及时吸唾，保持术野清晰。

3. 根管预备

（1）清洁台上按型号依次摆放根管挫，取适量EDTA于纸板上。

（2）连接根管测量仪，唇勾连接患牙对侧，传递尺子协助测量根管长度。

（3）遵医嘱准备冲洗液传递给医生，协助吸唾。

（4）根据根管长度，量取机扩针，逐一传递医生进行机扩。

4. 根管消毒：传递吸潮纸尖干燥根管，氢氧化钙糊剂封药，玻璃离子暂封。

（三）术后护理

1. 注意事项

（1）避免用患侧咀嚼食物，暂时材料如有脱落及时就诊。

（2）根管预备后会有轻微胀痛等反映，如疼痛加重不能缓解，可来医院复查。

2. 整理用物

分拣用物，擦拭牙椅，六步洗手法洗手。

二、根管预备和根管消毒医护配合流程

见表1-2。

表1-2　根管预备和根管消毒医护配合流程

医生操作	护理配合	所需用物	护理问题
接诊患者			
呼叫患者	1. 引导患者至椅位，系胸巾 2. 指导患者正确漱口 3. 调节舒适椅位 4. 为患者佩戴护目镜	常规用物	
检查	1. 凡士林棉签擦拭口角 2. 棉球擦拭牙探针	1. 凡士林棉签 2. 棉球	
术中配合			
安装橡皮障	同常规上障法		
去腐、开髓、拔髓	1. 安装车针 2. 配合吸唾，保持术野清晰	1. 车针套 2. 高速手机 3. 低速弯手机 4. 三用枪 5. 吸引器	必要时遵医嘱准备相应型号拔髓针
根管预备	1. 将根管锉按型号依次摆放清洁台上 2. 取适量EDTA放于纸板 3. 连接根管长度测量仪，唇勾挂于患牙对侧 4. 传递尺子协助测量长度并记录 5. 传递冲洗液，配合吸唾 6. 根据根管长度量取机扩针，逐一传递医生 7. 每次机扩完成后，传递冲洗液，清理根管内碎屑	1. 器械盒 2. 根管测量仪 3. 唇勾 4. 测量尺 5. 清洁台 6. EDTA 7. 冲洗液 8. 机扩针 9. 机扩马达 10. 酒精棉球 11. 无菌药杯	1. 提前进行设备调试 2. 建议选择螺纹冲洗器，传递前旋紧冲洗针头，避免压力过大，造成针头脱落 3. 胸前传递，避免患者头部 4. 每次机扩后，护士需要酒精棉球擦净碎屑 5. 准确记录机扩针次数

续　表

医生操作	护理配合	所需用物	护理问题
根管消毒、暂封	1. 传递吸潮纸尖，协助干燥根管 2. 传递氢氧化钙糊剂 3. 调拌充填用玻璃离子暂封	1. 吸潮纸尖 2. 锁镊 3. 氢氧化钙糊剂 4. 玻璃离子水门汀 5. 充填器	1. 注射式氢氧化钙糊剂每次使用前需更换一次性注射针头 2. 注射式氢氧化钙糊剂使用前预排气
术后护理			
预约复诊时间	1. 关闭灯光，推开牙椅灯源，复位 2. 为患者擦拭口角，漱口，解开胸巾 3. 移开治疗台面，引导患者离开牙椅 4. 卫生宣教 5. 整理用物，六步洗手法洗手		按四手操作要求整理用物

根管充填护理常规

一、护理措施

（一）术前护理

1. 评估

（1）患者年龄、健康状况及合作程度。

（2）诊室环境干净整齐，牙椅处于备用状态。

2. 物品准备

（1）常规用物：检查盘、口杯、吸引器、凡士林棉签、酒精棉球、遮光镜、三用枪、高速手机、低速弯手机、车针套。

（2）特殊用物：橡皮障用物、器械盒、唇勾、测量尺、清洁台、冲洗器、无菌药杯、锁镊、水门汀充填器。

（3）材料：冲洗液、吸潮纸尖、牙胶尖、玻璃离子水门汀。

（4）仪器：根管测量仪、热牙胶充填设备。

（二）术中护理

1. 安装橡皮障，去除暂封材料。

2. 复测根管长度：连接根管测量仪，唇勾连接患牙对侧，传递尺子协助测量根管长度。

3. 试尖：遵医嘱选择主牙胶尖，75%酒精对主牙胶尖进行消毒备用。

4. 选择加压器：准备两支不同直径的垂直加压器。

5. 根管荡洗：安装荡洗设备，准备荡洗液，对根管进行充填前清洗消毒。

6. 根管干燥：传递测量好的吸潮纸尖协助根管干燥。

7. 根管充填：准备根管封闭剂，使用螺旋充填器将封闭剂倒入根管内。主牙胶尖上蘸取薄层根管封闭剂传递医生，传递携热器烫断主牙胶尖至根管口3～4mm位置，依次传递垂直加压器、回填仪充填根管。

8. 暂封：充填完成后，酒精棉球清理根管口，玻璃离子暂封。拍片。

（三）术后护理

1. 注意事项

（1）根管治疗后牙体组织比较脆，嘱患者24小时勿用患牙咀嚼硬物。为防止微渗漏及牙体崩裂，建议尽快行冠修复。

（2）根管预备后会有轻微胀痛等反映，如疼痛加重不能缓解，可来医院复查，必要时遵医嘱服消炎、镇痛药物。

（3）注意口腔卫生，定期进行口腔检查。

2. 整理用物

分拣用物，擦拭牙椅，六步洗手法洗手。

二、根管充填医护配合流程

见表1-3。

表1-3　根管充填医护配合流程

医生操作	护理配合	所需用物	护理问题
接诊患者			
呼叫患者	1. 引导患者至椅位，系胸巾 2. 指导患者正确漱口 3. 调节舒适椅位 4. 为患者佩戴护目镜	常规用物	
检查	1. 凡士林棉签擦拭口角 2. 棉球擦拭牙探针	1. 凡士林棉签 2. 棉球	
术中配合			
安装橡皮障	同常规上障法		
去除暂时充填材料	1. 安装车针 2. 配合吸唾，保持术野清晰	1. 车针套 2. 高速手机 3. 低速弯手机 4. 三用枪 5. 吸引器	

续 表

医生操作	护理配合	所需用物	护理问题
复测根管长度	1. 将预备型号的根管锉摆放清洁台上 2. 连接根管长度测量仪, 唇勾挂于患牙对侧 3. 传递尺子协助测量长度 4. 传递冲洗液, 配合吸唾	1. 器械盒 2. 根管测量仪 3. 唇勾 4. 测量尺 5. 清洁台 6. 冲洗液 7. 无菌药杯	1. 提前进行设备调试 2. 建议选择螺纹冲洗器, 传递前旋紧冲洗针头, 避免压力过大, 造成针头脱落 3. 胸前传递, 避开患者头部
试尖、选择垂直加压器	1. 传递牙胶尖, 协助试主尖 2. 75%酒精消毒主尖 3. 准备两支不同直径加压器备用	1. 牙胶尖 2. 75%酒精 3. 加压器	亦用1%次氯酸钠溶液进行主尖消毒
根管荡洗、干燥	1. 安装荡洗设备 2. 遵医嘱准备荡洗液 3. 测量吸潮纸尖, 传递医生协助干燥根管	1. 荡洗设备 2. 荡洗液 3. 吸潮纸尖 4. 锁镊	
充填根管	1. 取适量根管封闭剂于纸板上 2. 安装螺旋充填器, 将封闭剂导入根管 3. 主尖蘸取薄层封闭剂传递医生 4. 传递携热器, 烫断主尖, 吸引器对准根管口吸烟儿 5. 依次传递加压器、回填仪充填根管	1. 根管封闭剂 2. 纸板 3. 螺旋充填器 4. 牙胶尖 5. 热牙胶充填设备 6. 加压器	1. 根管封闭剂取量适中, 避免浪费 2. 酒精棉球及时擦净加压器、回填仪等工作端, 注意避免烫伤
暂封	1. 酒精棉球擦净根管口 2. 玻璃离子暂封	1. 酒精棉球 2. 玻璃离子水门汀 3. 充填器	
术后护理			
预约复诊时间	1. 关闭灯光, 推开牙椅灯源, 复位 2. 为患者擦拭口角, 漱口, 解开胸巾 3. 移开治疗台面, 引导患者离开牙椅 4. 卫生宣教 5. 整理用物, 六步洗手法洗手		按四手操作要求整理用物

第三节 显微根尖手术护理常规

根尖手术的目的是去除牙齿根尖周病变，预防复发和促进骨愈合。

一、适应证

根尖周严重病变长期不愈者、根尖病变且根管治疗症状未改善的患牙、根尖肉芽肿等。

二、护理措施

（一）术前护理

1. 评估

（1）患者年龄、健康状况及合作程度。

（2）手术室环境干净整齐，30分钟内停止打扫；术前1小时空气紫外线消毒；牙椅处于备用状态。

2. 物品准备

（1）常规用物：检查盘、口杯、吸引器、凡士林棉签、消毒棉签、三用枪、高速手机。

（2）局部麻醉用物：阿替卡因肾上腺注射液注射器及针头。

（3）特殊用物：根尖手术包（刀柄、持针器、血管钳、剪刀、刮匙、牙龈分离器、骨膜分离器、组织镊、微型充填器、磨光器、倒预备器械、显微口镜、金属吸引器、口角拉钩）、冲洗器、无菌药杯、无菌洞巾、无菌手套、铺巾、手术衣。

（4）材料：刀片、缝合线、无菌盐水、倒充填材料。

（二）术中护理

1. 局部麻醉：安装阿替卡因肾上腺注射液注射器传递医生。

2. 消毒：醋酸氯己定口内消毒，碘伏纱球口周消毒。

3. 铺巾：将手术衣打到无菌台面上，协助医生穿无菌手术衣、戴无菌手套，并将所准备的无菌手术包打开，按使用顺序将器械合理摆放操作台上。

4. 翻瓣去骨：配合及时吸唾，随时调节灯光。

5. 刮除病变组织：传递刮匙协助去除根尖病变所有病变组织、异物、牙根残片。

6. 根尖切除、染色：安装金刚砂车针，协助进行根尖截断。肾上腺素棉球术区止血，染色。

7. 根尖倒预备：根据牙位选择合适倒预备尖，协助医生进行根尖倒预备。

8. 根尖倒充填：准备倒充填材料。

9. 严密缝合：保持视野清晰，配合剪线。

10. 拍摄X线片。

（三）术后护理

1. 健康指导

（1）手术2小时后可进食温软食物，避免辛辣及刺激性食物。

（2）术后1周内避免使用患侧，术后3日内禁烟酒，避免剧烈运动。

（3）术后24小时内使用冰袋对手术区域进行冰敷，减少术后水肿。

（4）注意口腔卫生，饭后漱口，预防感染。

（5）遵医嘱服用糖皮质激素（地塞米松）、消炎药、镇痛药、漱口水等。

（6）术后1周复诊拆线。

2. 用物整理

分拣用物，清点手术器械和敷料；擦拭牙椅，手术室紫外线消毒1小时备用；六步洗手法洗手。

三、显微根尖手术医护配合流程

见表1-4。

表1-4　显微根尖手术医护配合流程

医生操作	护理配合	所需用物	护理问题
接诊患者			
了解病情，查看口腔影像	1. 为患者更换刷手服、帽子、鞋套 2. 引导至手术室椅位 3. 遵医嘱术前口服药，漱口液漱口，连接心电监护 4. 调节舒适体位	1. 刷手服 2. 帽子 3. 鞋套 4. 口服药 5. 含漱液 6. 心电监护仪	1. 术前向患者讲解治疗的主要过程及注意事项，取得配合 2. 嘱患者不要紧张，如有不适请示意 3. 记录术前生命体征
消毒-铺巾-穿手术衣	1. 凡士林棉签擦拭口角 2. 打开消毒包，75%酒精纱球进行口外消毒，醋酸氯己定溶液纱球消毒口内 3. 打开包头巾及铺巾 4. 协助医生穿手术衣，戴无菌手套	1. 凡士林棉签 2. 75%酒精 3. 纱球 4. 醋酸氯己定 5. 包头巾 6. 治疗巾 7. 手术衣 8. 无菌手套	1. 凡士林棉签润滑口角，防止口镜牵拉造成患者痛苦 2. 注意无菌原则 3. 口外消毒面积：上至眼眶下缘，下至颌部下缘
术中配合			
局部麻醉	1. 传递消毒棉签 2. 安装麻醉药，传递医生 3. 及时调整灯光	1. 消毒棉签 2. 卡局式注射器及针头	1. 核对麻醉药的名称、浓度、剂量、有效期 2. 注射器各关节连接紧密 3. 安抚患者
翻瓣去骨，刮除病变组织	1. 启动显微镜仪器 2. 安装刀片 3. 及时吸除血液，保持视野清晰 4. 传递剥离子、刮匙，刮除肉芽组织 5. 协助牵拉口角	1. 根尖手术包 2. 刀片 3. 口角拉钩	1. 熟悉显微镜使用 2. 牵拉口角时保护软组织，拉钩避免压迫黏膜

医生操作	护理配合	所需用物	护理问题
截断根尖，染色	1. 安装车针 2. 及时吸唾，保持视野清晰，三用枪吹净口镜 3. 准备肾上腺素棉球，协助止血 4. 根尖染色	1. 三用枪 2. 高速手机 3. 肾上腺素 4. 无菌棉球 5. 染色剂	1. 注意保护使用显微口镜镜面 2. 可使用甲苯胺蓝染色 3. 注意清点止血棉球
根尖倒预备、充填	1. 选择合适倒预备尖 2. 准备倒充填材料	1. 倒预备尖 2. 充填材料	
严密缝合	1. 传递持针器、缝合镊 2. 配合剪线	1. 持针器 2. 缝合镊 3. 剪刀	缝合结束，湿纱布轻轻挤压伤口，利于组织愈合
术后护理			
预约复诊时间	1. 关闭灯光，推开牙椅灯源，复位 2. 为患者擦拭口角，解开胸巾 3. 移开治疗台面，引导患者离开牙椅 4. 卫生宣教 5. 整理用物，六步洗手法洗手		按四手操作要求整理用物

第四节 冷光美白技术护理常规

一、适应证

1. 一般生理性黄牙、轻度四环素牙、氟斑牙等。
2. 牙齿因牙髓坏死引起的变色。
3. 中重度变色牙进行树脂或瓷贴面前的治疗。
4. 牙齿表面无缺损，轻度着色，四环素牙或氟斑牙。
5. 患者自身对牙齿颜色不满意者。

二、护理措施

（一）术前护理

1. 评估

（1）患者年龄、健康状况及合作程度，阅读并签署冷光美白知情同意书。

（2）诊室环境干净整齐，牙椅处于备用状态。

2. 物品准备

（1）常规用物：检查盘、口杯、吸唾管、棉球、凡士林棉签、三用枪、低速弯手机、护目镜、遮光镜、镜子。

（2）特殊用物：抛光杯、VITA16色比色板、BEYOND冷光美白仪。

（3）材料：BEYOND冷光牙齿美白套装（开口器、抛光砂）、口服镇痛药或局部注射用药（必要时）。

（二）术中护理

1. 比色：VITA16色比色板在自然光线下比色，记录比色结果。
2. 清洁牙面：取适量抛光砂备用，护士使用三用枪及吸引器配合医生清洁牙面。
3. 置开口器：协助医生放置开口器，固定护面纸巾，棉卷隔湿上下唇内侧。
4. 涂抹牙龈保护剂：传递牙龈保护剂，光固化灯固化。
5. 涂抹美白剂：吹干牙面，传递美白凝胶。
6. 美白仪光照：调整美白仪照射角度、位置，遵医嘱照射2～3次。
7. 清理残留美白剂：吸除牙面残留美白剂，取下牙龈保护剂及棉卷。
8. 术后比色：VITA16色比色板在自然光线下比色，记录比色结果。

（三）术后护理

1. 健康指导

（1）牙齿美白后1周内不能吸烟，避免饮用茶、咖啡、红酒等有色饮料及食用颜色较深的食品。

（2）避免使用彩色牙膏及有色漱口水。

（3）美白后可能会出现牙齿敏感的现象，避免使用过冷、过热的食物，一般可自行消失。

（4）术后若出现牙龈或唇黏膜变白，不用担心，在24小时内会自行消失。

（5）定期检查，定期洁牙，维持牙齿美白。

2. 整理用物

分拣用物，擦拭牙椅，六步洗手法洗手。

三、冷光美白技术医护配合流程

见表1-5。

表1-5　冷光美白技术医护配合流程

医生操作	护理配合	所需用物	护理问题
接诊患者			
呼叫患者	1. 引导患者至椅位，系胸巾 2. 指导患者正确漱口 3. 调节舒适椅位	常规用物	
检查	1. 凡士林棉签擦拭口角 2. 棉球擦拭探针	1. 凡士林棉签 2. 棉球	
术中配合			
比色	1. 传递比色板 2. 关闭牙椅光源 3. 为患者准备镜子，确认比色结果 4. 记录比色结果	1. 比色板 2. 镜子	比色时在自然光源下最佳
清洁牙面	1. 为患者佩戴护目镜 2. 安装抛光杯 3. 取适量抛光砂 4. 使用三用枪及吸引器清理残余，保持牙面清洁 5. 及时调整灯光	1. 护目镜 2. 低速手机 3. 抛光杯 4. 抛光砂 5. 三用枪 6. 吸引器	取抛光膏适量，避免浪费
安放开口器	1. 放置开口器 2. 护面纸巾固定开口器与面部之间 3. 棉卷隔湿	1. 开口器 2. 护面纸巾 3. 棉卷	1. 放置时先放一侧再放另一侧，确保调整合适，对黏膜、系带无压痛 2. 记录棉卷放置数量
涂抹牙龈保护剂	1. 吹干牙面，棉球隔湿 2. 传递牙龈保护剂 3. 更换遮光镜 4. 光固化灯固化	1. 棉球 2. 牙龈保护剂 3. 三用枪 4. 遮光	前庭沟、唇内侧无牙龈保护剂处要涂抹均匀唇膏

续　表

医生操作	护理配合	所需用物	护理问题
涂冷光美白剂，每次10～15分钟	1. 传递冷光美白剂 2. 调整美白仪角度 3. 每次灯灭后吸引器吸掉牙面的美白剂 4. 遵医嘱重复以上步骤2～3次	1. 美白剂 2. 美白仪 3. 吸引器	1. 光照时嘱咐患者闭眼 2. 注意随时观察患者表情 3. 美白仪与牙齿表面90°垂直，灯头尽量靠近开口器 4. 随时吸出患者口中唾液，避免将唾液滴到美白凝胶的表面
清理残余美白剂	1. 吸净牙齿表面残留美白剂 2. 取出牙龈保护剂及棉卷 3. 取出开口器，嘱术后 4. 牙面涂抹氟保护剂	1. 氟保护剂 2. 吸引器	涂抹氟保护剂后嘱患者5～10分钟后漱口
术后比色	1. 传递比色板 2. 关闭牙椅光源 3. 为患者准备镜子，确认比色结果 4. 记录比色结果	1. 比色板 2. 镜子	比色时在自然光源下最佳
术后护理			
	1. 关闭灯光，推开牙椅光源，复位 2. 为患者擦拭口角，漱口，解开胸巾 3. 移开治疗台面，引导患者离开牙椅 4. 卫生宣教 5. 整理用物，六步洗手法洗手		按四手操作要求整理用物

第二章

牙周疾病护理操作常规

第一节　龈上洁治术护理常规

龈上洁治术又称洗牙，是用洁治器械去除龈上牙石，菌斑及色渍并抛光牙面，从而延迟菌斑和牙石的再沉积。包括超声洁治和手工洁治，超声洁治使用的是超声洁牙机，利用超声波的空穴效应，能够对牙石、菌斑等产生冲刷作用，将震碎的牙石和血污冲走。手工洁治使用的是洁治器，临床常用超声洁治。

一、适应证

1. 牙龈炎、牙周炎。
2. 预防性治疗。
3. 口腔内其他治疗前的准备。

二、护理措施

（一）术前护理

1. 评估

（1）患者年龄、健康状况及合作程度。

（2）诊室环境干净整齐，牙椅处于备用状态。

2. 物品准备：

（1）常规用物：检查盘、口杯、吸引器（强、弱）、凡士林棉签、三用枪、低速弯手机、护目镜。

（2）特殊用物：牙周探针、超声波洁牙机及工作尖、抛光杯、喷砂机、冲洗器。

（3）材料：抛光膏、喷砂粉。

（4）药品：3%过氧化氢冲洗液、碘甘油。

（二）术中护理

1. 超声清洁牙齿，去掉牙石及部分色素：安装超声洁牙手柄，根据牙位调整灯光，协助牵拉口角及遮挡舌体，三用枪及吸引器及时吸净唾液，保持口镜清晰。

2. 喷砂：安装喷砂装置，准备适量喷砂粉，及时吸除飞沫。

3. 抛光牙面：取适量抛光膏备用，三用枪及吸引器配合医生清洁牙面。

4. 牙周袋冲洗、局部上药：3%过氧化氢冲洗液冲洗，三用枪及吸引器吸净口内唾液，黏膜干燥，碘甘油局部消炎。

（三）术后护理

1. 健康指导

（1）嘱30min后漱口饮水。

（2）牙齿可能会出现冷热敏感现象，可使用脱敏牙膏，避免过冷或过热饮食。

（3）指导患者正确刷牙方法及牙线、牙间隙刷的使用。

（4）注意口腔卫生，常规每半年到一年进行定期洁治，口腔检查。

2. 整理用物

分拣用物，擦拭牙椅，六步洗手法洗手。

三、龈上洁治术医护配合流程

见表2-1。

表2-1　龈上洁治术医护配合流程

医生操作	护理配合	所需用物	护理问题
接诊患者			
呼叫患者	1. 引导患者至椅位，系胸巾 2. 指导患者正确漱口 3. 调节舒适椅位 4. 为患者佩戴护目镜	常规用物	
检查	1. 凡士林棉签擦拭口角 2. 棉球擦拭牙周探针 3. 指导患者漱口液含漱	1. 凡士林棉签 2. 棉球 3. 牙周探针	
术中配合			
超声清除牙石及部分色素： ①洁治上下前牙唇侧	1. 安装超声洁牙手柄 2. 灯光调整与水平面呈60°，直接照射牙面 3. 强吸引器牵拉保护上下唇，开口平面距洁治器喷射点≤1cm，吸除喷溅的水雾 4. 弱吸引器放在最低位后磨牙区域吸净唾液 5. 三用枪保持口镜清晰	1. 洁牙手柄 2. 三用枪 3. 吸引器	1. 吸唾管置于洁牙区1～2cm处，避免碰到患者的舌咽部、软腭，引起恶心 2. 洁治过程中，随时观察患者一般情况，如面色、表情、张口情况、是否疼痛等，如患者过于疲劳，可休息片刻后继续治疗
②洁治上前牙舌侧	1. 灯光调整与水平面呈90°，直接照射牙面 2. 强吸引器牵拉保护上唇，开口平面距洁治器喷射点≤1cm，吸除喷溅的水雾 3. 弱吸引器放在最低位后磨牙区域吸净唾液 4. 三用枪保持口镜清晰	1. 洁牙手柄 2. 三用枪 3. 吸引器	同上

医生操作	护理配合	所需用物	护理问题
③洁治下前牙舌侧	1. 灯光调整与水平面呈60°，直接照射牙面 2. 强吸引器牵拉保护上下唇，开口平面距洁治器喷射点≤1cm，吸除喷溅的水雾 3. 弱吸引器放在最低位后磨牙区域或下前牙舌侧吸净唾液 4. 三用枪保持口镜清晰	1. 洁牙手柄 2. 三用枪 3. 吸引器	同上
④洁治左侧上下后牙颊侧	1. 灯光从左侧与水平面呈45°，直接照射牙面 2. 强吸引器放在左侧口角外侧≤1cm，吸除喷溅水雾 3. 弱吸引器放在最低位右侧磨牙舌侧吸净唾液 4. 三用枪保持口镜清晰	1. 洁牙手柄 2. 三用枪 3. 吸引器	同上
⑤洁治左侧上下后牙舌侧	1. 灯光从右侧与水平面呈45°，直接照射牙面 2. 强吸引器协助牵拉保护左侧颊黏膜，开口平面距洁治器喷射点≤1cm，吸除喷溅水雾 3. 弱吸引器放在最低位右侧磨牙舌侧吸净唾液 4. 三用枪保持口镜清晰	1. 洁牙手柄 2. 三用枪 3. 吸引器	同上
⑥洁治右侧上下后牙颊侧	1. 灯光从右侧与水平面呈45°，直接照射牙面 2. 强吸引器放在舌侧，开口平面距洁治器喷射点≤1cm，吸除喷溅的水雾 3. 弱吸引器放在最低位右侧磨牙舌侧吸净唾液 4. 三用枪保持口镜清晰	1. 洁牙手柄 2. 三用枪 3. 吸引器	同上
⑦洁治右侧上下后牙舌侧	1. 灯光从左侧与水平面呈45°，直接照射牙面 2. 强吸引器协助牵拉保护右侧颊黏膜，开口平面距洁治器喷射点≤1cm，吸除喷溅的水雾 3. 弱吸引器放在最低位右侧磨牙舌侧吸净唾液 4. 三用枪保持口镜清晰	1. 洁牙手柄 2. 三用枪 3. 吸引器	

续　表

医生操作	护理配合	所需用物	护理问题
喷砂	1. 取适量喷砂粉 2. 为患者铺上洞巾保护面部 3. 吸引器牵拉口角，吸除分散喷砂粉	1. 喷砂机 2. 喷砂粉 3. 吸引器 4. 洞巾	喷砂粉取量适中，避免浪费
抛光牙面	1. 安装抛光杯 2. 取适量抛光膏备用 3. 三用枪及吸引器清理残余，保持牙面清洁 4. 及时调整灯光	1. 抛光杯 2. 抛光膏 3. 吸引器 4. 三用枪	取抛光膏适量，避免浪费
冲洗，局部上药	1. 准备3%过氧化氢冲洗液 2. 使用三用枪及吸引器吸净冲洗液，保持视野清洁 3. 取适量碘甘油局部牙龈上药	1. 冲洗器 2. 3%过氧化氢 3. 碘甘油	1. 冲洗后嘱患者彻底漱口 2. 避免碘甘油滴落患者面部或衣服
术后护理			
	1. 关闭灯光，推开牙椅灯源，复位 2. 为患者擦拭口角，解开胸巾 3. 移开治疗台面，引导患者离开牙椅 4. 卫生宣教 5. 整理用物，六步洗手法洗手		按四手操作要求整理用物

第二节 龈下刮治术（根面平整）护理常规

龈下刮治术是用专用的刮治器械除去附着与牙周袋内根面上存在的龈下牙石和菌斑，并刮除牙根面的病变牙骨质上的细菌毒素，彻底清除引起炎症的刺激因素，它是牙周炎的基础治疗之一。

一、适应证

1．＞4mm的牙周袋内有龈下牙石，龈上洁治未能去除者。

2．牙周病手术前的准备。

3．种植及外科手术前治疗。

二、护理措施

（一）术前护理

1．评估

（1）患者年龄、健康状况及合作程度。

（2）诊室环境干净整齐，牙椅处于备用状态。

2．物品准备：

（1）常规用物：检查盘、口杯、吸引器、棉球、凡士林棉签、消毒棉签、三用枪、护目镜。

（2）特殊用物：牙周探针、洁牙机手柄及龈下工作尖、龈下刮治器、冲洗器、阿替卡因肾上腺注射液注射器、牙周记录表。

（3）药品：碘甘油、阿替卡因肾上腺注射液、3%过氧化氢冲洗液。

（二）术中护理

1．记录牙周记录表。

2．根据牙周袋深度遵医嘱准备局部麻醉。

3．清理龈下牙石及部分菌斑：安装龈下工作尖，调节灯光，协助牵拉口角，及时吸唾。

4．手动刮除龈下牙石及菌斑：选择合适的刮治器（5-6/7-8前牙，11-12/13-14后牙），三用枪及时冲洗术区，保持术野清晰。

5．术区冲洗，局部上药：3%过氧化氢冲洗液冲洗，三用枪及吸引器吸净口内唾液，黏膜干燥，碘甘油局部消炎。

（三）术后护理

1．健康指导

（1）嘱30分钟后漱口饮水。

（2）牙齿可能会出现冷热敏感现象，可使用脱敏牙膏，避免过冷或过热饮食。

（3）指导患者正确刷牙方法及牙线、牙间隙刷的使用。

（4）注意口腔卫生，按约复查。

2. 整理用物

分拣用物，擦拭牙椅，六步洗手法洗手。

三、龈下洁治术医护配合流程

见表2-2。

表2-2 龈下洁治术医护配合流程

医生操作	护理配合	所需用物	护理问题
接诊患者			
呼叫患者	1. 引导患者至椅位，系胸巾 2. 指导患者正确漱口 3. 调节舒适椅位 4. 为患者佩戴护目镜	常规用物	
检查	1. 凡士林棉签擦拭口角 2. 棉球擦拭牙周探针 3. 记录牙周记录表	1. 凡士林棉签 2. 棉球 3. 牙周探针 4. 牙周记录表	
术中配合			
根据牙周袋深度局部麻醉	1. 嘱患者用3%过氧化氢含漱1分钟，清水漱口 2. 遵医嘱准备麻醉药	1. 3%过氧化氢 2. 麻醉药相关	
超声龈下工作尖清除龈下牙石及菌斑	1. 安装龈下工作尖 2. 随时调整灯光 3. 三用枪及吸引器吸净唾液，保持术野清晰	1. 龈下工作尖 2. 三用枪 3. 吸引器	
手动去除龈下牙石、肉芽组织等	1. 根据牙位传递相对应手动刮治器 2. 三用枪及时清除术区血液、肉芽 3. 随时调整灯光，保持视野清晰	1. 手动刮治器 2. 三用枪 3. 棉球	1. 注意刮治器的传递方向 2. 5/6刮治前牙；7/8刮治后牙颊舌；11/12刮治后牙近中；13/14刮治后牙远中 3. 密切观察患者表情变化
冲洗牙周袋、局部上药	1. 准备3%过氧化氢冲洗液 2. 使用三用枪及吸引器吸净冲洗液，保持视野清洁 3. 取适量碘甘油局部牙龈上药	1. 冲洗器 2. 3%过氧化氢 3. 碘甘油	1. 冲洗后嘱患者彻底漱口 2. 避免碘甘油滴落患者面部或衣服
术后护理			
预约复诊时间	1. 关闭灯光，推开牙椅灯源，复位 2. 为患者擦拭口角，解开胸巾 3. 移开治疗台面，引导患者离开牙椅 4. 卫生宣教 5. 整理用物，六步洗手法洗手	按四手操作要求整理用物	

第三节 冠延长术护理常规

冠延长术是在符合牙周生物学宽度的原则下，暴露更多的健康牙体组织，通过手术的方法，去除一定的牙龈和牙槽骨，使牙齿的暴露量增加，以进行下一步的修复或改善牙龈形态的美观。

一、适应证

1. 牙折裂达龈下，影响牙体预备、取印模及修复。
2. 龋坏达龈下，根管侧穿或牙根外吸收在牙颈 1/3 处，但尚有保留价值。
3. 破坏了生物学宽度的修复体，需重建生物学宽度的，即残根边缘位于龈下，原本无法修复或修复后导致牙龈炎症的情况，也可以通过正畸牵引的方法使残根暴露，但是需要的时间较长，且有复发的可能性。
4. 临床冠过短，修复体难以固位，或无法粘贴正畸装置者（需要患牙的牙根有足够的长度，即使手术取出部分牙槽骨后，仍有足够的牙周支持，符合修复的原则）。
5. 临床冠过短或露龈笑，需改善美观者。

二、护理措施

（一）术前护理

1. 评估
（1）患者年龄、健康状况及合作程度，术前一周完成牙周基础治疗。
（2）手术室环境干净整齐，30 分钟内停止走动、打扫；术前 1 小时空气紫外线消毒；牙椅处于备用状态。

2. 物品准备
（1）消毒用物：消毒棉签、碘伏、75% 酒精。
（2）局部麻醉用物：阿替卡因肾上腺注射液注射器、阿替卡因肾上腺注射液。
（3）手术用物：手术衣、无菌手套、铺巾、器械包（口镜、刀柄、剥离子、刮匙、牙龈刀、牙周探针、缝合镊、持针器、血管钳、剪刀、拉钩）、生理盐水、冲洗器、高速手机、心电监护仪。
（4）特殊用物：遵医嘱备人工骨、组织再生膜等。

（二）术中护理

1. 浸润麻醉或阻滞麻醉。
2. 术区消毒，铺巾，穿无菌手术衣、戴手套。
3. 切开牙龈，分离软组织：及时吸除口内及术区的积血和唾液，保持术区视野清晰。
4. 翻开龈瓣：去除残留牙龈组织，刮除肉芽，暴露牙齿断面。
5. 修整牙槽骨：涡轮钻磨除部分牙槽骨。
6. 彻底根面平整：去除多余牙周组织，避免再附着。生理盐水冲洗，及时清除术中刮除的牙石及炎性组织。

7. 龈瓣复位：用湿纱布压迫已正确复位的龈瓣，使之与根面贴合。

8. 严密缝合：牵拉口角，协助剪线。

（三）术后护理

1. 健康指导

（1）术后2小时可进食温软食物，避免过热及辛辣刺激饮食，避免用术区侧咀嚼。

（2）保持口腔卫生，刷牙时避开手术区域。

（3）遵医嘱服用消炎药，漱口水，防止伤口感染。

（4）术后1周复诊，遵医嘱2周拆线。

（5）不适随诊。

2. 整理用物

分拣用物，清点手术器械和敷料；擦拭牙椅，手术室紫外线消毒1小时备用；六步洗手法洗手。

三、冠延长术医护配合流程

见表2-3。

表2-3 冠延长术医护配合流程

医生操作	护理配合	所需用物	护理问题
接诊患者			
呼叫患者	1. 引导患者至椅位，系胸巾 2. 指导患者正确漱口 3. 调节舒适椅位 4. 连接心电监护仪	1. 常规用物 2. 心电监护仪	
检查，签署手术同意书	1. 凡士林棉签擦拭口角 2. 棉球擦拭牙周探针	1. 凡士林棉签 2. 棉球 3. 牙周探针	
术中配合			
局部麻醉	1. 传递消毒棉签 2. 安装麻醉药 3. 传递医生 4. 及时调整灯光 5. 嘱患者漱口水含漱1min	1. 消毒棉签 2. 卡局式注射器及针头 3. 漱口水	1. 核对麻醉药名称、浓度、剂量、有效期 2. 注射器各关节连接紧密 3. 安抚患者
口外消毒	1. 准备碘伏纱球 2. 必要时进行酒精托碘	1. 纱球 2. 75%酒精 3. 碘伏	消毒范围：上至眼眶下缘，下至颌部下缘
穿手术衣、铺巾	1. 协助医生穿手术衣、戴无菌手套 2. 铺巾 3. 打开器械包 4. 按顺序摆放手术器械	1. 无菌手术衣 2. 无菌手套 3. 治疗巾 4. 器械包	1. 铺巾与手术区域相连形成一个无菌区域 2. 注意无菌原则

医生操作	护理配合	所需用物	护理问题
切开牙龈，分离软组织	1. 安装刀片 2. 牵拉口角，及时吸唾 3. 传递剥离子，协助剥离牙龈	1. 刀片 2. 吸引器 3. 剥离子	1. 巡回护士及时调整灯光 2. 密切观察患者各项指标
翻瓣，暴露病变区域，清除肉芽组织、牙石	1. 传递刮治器 2. 纱布擦去器械上的血迹，保持术野清晰	刮治器	根据牙位传递相应刮治器
骨切除及修整，使骨嵴顶降至牙断缘根方至少3mm处，最后进行龈瓣复位	1. 安装车针 2. 及时吸唾 3. 牵拉口角 4. 冲洗术区 5. 纱布压迫协助龈瓣复位	1. 高速手机 2. 车针 3. 纱布 4. 冲洗器	
严密缝合	1. 传递持针器及缝线，协助医生剪线 2. 牵拉口角，保持术野清晰	1. 持针器 2. 缝合镊 3. 缝线 4. 剪刀	
术后护理			
预约复诊时间	1. 关闭灯光，推开牙椅灯源，取走铺巾，复位 2. 为患者擦拭口角，解开胸巾 3. 移开治疗台面，引导患者离开牙椅 4. 卫生宣教 5. 整理用物，六步洗手法洗手		1. 按四手操作要求整理用物 2. 双人清点器械及敷料数量

第三章
儿童口腔护理操作常规

第一节　窝沟封闭术护理常规

窝沟封闭术是指不去除牙体组织，利用封闭剂的屏障作用，使窝沟与口腔环境隔绝，阻止细菌、食物残渣及酸性产物等因子进入窝洞。窝沟封闭对预防窝沟点隙部位龋的发生起到了很好作用。

一、适应证

恒磨牙（能合作儿童的乳牙）窝沟龋的预防，尤其对于窝沟较深的磨牙可显著降低患龋概率。

二、护理措施

（一）术前护理

1. 评估

（1）患者年龄、健康状况及合作程度。

（2）诊室环境干净整齐，牙椅处于备用状态。

2. 物品准备

（1）常规用物：检查盘、口杯、吸引器、棉球、凡士林棉签、遮光镜、三用枪、高速手机、低速弯手机。

（2）特殊用物：抛光毛刷、避光碟、小毛刷、计时器、咬合纸。

（3）材料：酸蚀剂、窝沟封闭剂。

（二）术中护理

1. 清洁牙面：抛光毛刷对要封闭的牙齿表面抛光，护士使用三用枪及吸引器配合吸唾。

2. 酸蚀、冲洗：记录酸蚀时间，配合彻底吸净口内酸蚀剂。

3. 涂窝沟封闭剂：窝沟封闭剂滴于避光碟内，传递沾有窝沟封闭剂的小毛刷封闭窝沟，光固化灯固化。

4. 检查：检查封闭效果，调整咬合高点，及时吸唾。

（三）术后护理

1. 健康指导

（1）术后可正常使用，注意口腔卫生，定期复查。

（2）指导家长及孩子正确刷牙方法，保持口腔卫生。

（3）随时观察封闭剂情况，如有脱落及时就医。

2. 整理用物

分拣用物，擦拭牙椅，六步洗手法洗手。

三、窝沟封闭术医护配合流程

见表3-1。

表3-1　窝沟封闭术医护配合流程

医生操作	护理配合	所需用物	护理问题
接诊患者			
呼叫患者	1. 引导患者至椅位，系胸巾 2. 指导患者正确漱口 3. 调节舒适椅位 4. 为患者佩戴遮光镜	常规用物	
检查	1. 凡士林棉签擦拭口角 2. 棉球擦拭探针	1. 凡士林棉签 2. 棉球	
术中配合			
清洁牙面	1. 安装抛光毛刷 2. 使用三用枪及吸引器清理残余，保持牙面清洁 3. 及时调整灯光	1. 抛光毛刷 2. 吸引器 3. 三用枪	
酸蚀、冲洗	1. 传递棉球，协助隔湿 2. 传递酸蚀剂 3. 计时20～30秒（乳牙酸蚀60秒） 4. 吸净口腔内酸蚀剂	1. 酸蚀剂 2. 计时器 3. 棉球	1. 冲洗时告知患者口内会有酸涩感，无须紧张 2. 吸净口内酸蚀剂，避免残留 3. 酸蚀后的牙釉质呈现白垩色，避免再次污染
涂窝沟封闭剂	1. 重新隔湿 2. 窝沟封闭剂滴于避光碟内 3. 预弯小毛刷 4. 传递沾有窝沟封闭剂的小毛刷 5. 牙椅灯调为弱光源 6. 光固化灯固化	1. 窝沟封闭剂 2. 避光碟 3. 小毛刷	1. 窝沟封闭剂应放在避光碟内备用，避免凝固 2. 使用光固化灯时注意保护患者眼睛，为患者佩戴遮光镜
检查	1. 传递探针，检查窝沟封闭情况 2. 传递咬合纸，检查咬合高点	咬合纸	
术后护理			
	1. 关闭灯光，推开牙椅灯源，复位 2. 为患者擦拭口角，漱口，解开胸巾 3. 移开治疗台面，引导患者离开牙椅 4. 卫生宣教 5. 整理用物，六步洗手法洗手	按四手操作要求整理用物	

第二节 涂氟护理常规

涂氟是口腔常用的一种预防龋病的有效手段，氟离子牙釉质中无机盐结晶成分形成稳定结构，不容易被酸性的物质侵蚀，可以预防龋齿发生。

一、护理措施

（一）术前护理

1. 评估

（1）患者年龄、健康状况及合作程度。

（2）诊室环境干净整齐，牙椅处于备用状态。

2. 物品准备

（1）常规用物：检查盘、口杯、吸引器、棉球、凡士林棉签、三用枪、低速弯手机、护目镜。

（2）特殊用物：小毛刷、避光碟。

（3）材料：氟保护剂。

（二）术中护理

1. 清洁牙面：抛光毛刷对要封闭的牙齿表面抛光，护士使用三用枪及吸引器配合吸唾。

2. 隔湿、擦干：棉球擦干牙齿表面。

3. 涂氟：氟保护剂置于避光碟内，传递沾有氟保护剂的小毛刷涂抹于牙齿表面。

（三）术后护理

1. 健康指导

（1）涂氟之后，45分钟之内不能漱口，不要进食、喝水。

（2）当日可正常使用，注意口腔卫生，定期复查。

（3）指导家长及孩子正确刷牙方法，保持口腔卫生。

（4）定期涂氟，预防龋齿。

2. 整理用物

分拣用物，擦拭牙椅，六步洗手法洗手。

二、涂氟医护配合流程

见表3-2。

表3-2　涂氟医护配合流程

医生操作	护理配合	所需用物	护理问题
接诊患者			
呼叫患者	1. 引导患者至椅位，系胸巾 2. 指导患者正确漱口 3. 调节舒适椅位 4. 为患者佩戴护目镜	常规用物	
检查	1. 凡士林棉签擦拭口角 2. 棉球擦拭探针	1. 凡士林棉签 2. 棉球	
术中配合			
清洁牙面	1. 安装抛光杯 2. 使用三用枪及吸引器清理残余，保持牙面清洁 3. 及时调整灯光	1. 抛光杯 2. 吸引器 3. 三用枪	
隔湿、擦干	1. 传递棉球，协助隔湿 2. 用棉球干燥牙齿表面	棉球	
涂氟	1. 氟保护剂置于避光碟内 2. 用小毛刷蘸取传递给医生	1. 小毛刷 2. 氟保护剂 3. 避光碟	涂氟结束后建议张口1分钟，使其充分凝固
术后护理			
	1. 关闭灯光，推开牙椅灯源，复位 2. 为患者擦拭口角，解开胸巾 3. 移开治疗台面，引导患者离开牙椅 4. 卫生宣教 5. 整理用物，六步洗手法洗手		按四手操作要求整理用物

第三节　牙髓切断术护理常规

牙髓切断术是指针对仅限于冠髓感染，根髓尚未受到感染的年轻的恒牙，在局部麻醉下切除病变的冠髓，以盖髓剂覆盖于根管口牙髓截断面，从而保持根髓活力的口腔手术。

一、适应证

1. 去除患牙已经感染的冠髓。
2. 保存尚未感染的根髓，促进根尖继续发育。

二、护理措施

（一）术前护理

1. 评估

（1）患者年龄、健康状况及合作程度。

（2）诊室环境干净整齐，牙椅处于备用状态。

2. 物品准备

（1）常规用物：检查盘、口杯、吸引器、三用枪、高速手机、低速慢手机、车针套、冲洗器、凡士林棉签、遮光镜、消毒棉签、凡士林棉签。

（2）特殊用物：表麻膏、阿替卡因肾上腺注射液、卡局式注射器及针头、橡皮障套、活髓切断包（挖匙、各种充填器、锁镊、调刀、无菌棉球、无菌药杯）、咬合纸、生理盐或1%次氯酸钠。

（3）材料：盖髓剂（BP）、暂封材料、粘接剂、树脂。

（二）术中护理

1. 局部麻醉：安装注射器，协助牵拉口角，随时调节灯光。

2. 隔湿患牙，安装橡皮障：同常规上橡皮障法。

3. 清洁牙面及露髓孔：生理盐水棉球擦拭患牙。

4. 去除腐质、制备洞形，揭髓室顶：安装车针，护士使用吸引器吸唾，三用枪吹口镜，保持术野清晰。

5. 去除部分病变牙髓：传递挖匙去除冠髓，生理盐水冲洗，及时吸唾；传递生理盐水棉球局部消毒止血。

6. 放置盖髓剂，光固化玻璃离子垫底：传递盖髓剂、垫底材料。

7. 树脂充填，修复外形：同常规补牙。

（三）术后护理

1. 健康教育

（1）1个月内避免进食过冷、过热的食物刺激牙髓。

（2）如治疗为前牙，避免用前牙咬硬食物导致充填物脱落。

（3）如有疼痛、牙齿变色等情况及时就诊。

（4）保持口腔卫生，遵医嘱定期复查。

2. 整理用物

分拣用物，擦拭牙椅，六步洗手法洗手。

三、牙髓切断术医护配合流程

见表3-3。

表3-3　牙髓切断术医护配合流程

医生操作	护理配合	所需用物	护理问题
接诊患者			
呼叫患者	1. 引导患者至椅位，系胸巾 2. 指导患者正确漱口 3. 调节舒适椅位 4. 为患者佩戴遮光镜	常规用物	
检查	1. 凡士林棉签擦拭口角 2. 棉球擦拭探针	1. 凡士林棉签 2. 棉球	
术中配合			
局部麻醉	1. 安装注射器 2. 传递消毒棉签及麻醉药 3. 及时吸唾，调整灯光	1. 卡局式注射器 2. 阿替卡因肾上腺注射液 3. 消毒棉签	1. 核对药品名称、有效期 2. 注射器在胸部传递 3. 注射器各关节连接紧密
隔湿患牙，上橡皮障	同常规上障流程		
清洁牙面及漏髓孔，去除腐质，制备洞型	1. 传递生理盐水棉球，擦拭牙面及漏髓孔 2. 安装车针 3. 及时吸唾 4. 三用枪吹干口镜，保持术野清晰	1. 棉球 2. 生理盐水 3. 高速手机 4. 车针套 5. 吸引器 6. 三用枪	
去除病变牙髓，消毒止血	1. 传递挖匙，棉球清理残余冠髓 2. 生理盐水棉球局部消毒止血 3. 有效吸唾	1. 活切包 2. 冲洗器 3. 生理盐水 4. 棉球	
放置盖髓剂、光固化垫底	1. 传递充填器 2. 取适量盖髓剂 3. 传递光固化垫底 4. 传递探针 5. 棉球擦拭探针 6. 光固化灯固化	1. 盖髓剂 2. 光固化垫底 3. 探针 4. 棉球	若调拌型盖髓剂，需现用现取
树脂充填，修复外形	同常规树脂充填流程		

续 表

医生操作	护理配合	所需用物	护理问题
	术后护理		
	1. 关闭灯光，推开牙椅灯源，复位		按四手操作要求整理用物
	2. 为患者擦拭口角，漱口，解开胸巾		
	3. 移开治疗台面，引导患者离开牙椅		
	4. 卫生宣教		
	5. 整理用物，六步洗手法洗手		

第四节　金属预成冠修复护理常规

金属预成冠修复术是采用不锈钢或镍铬合金制作的预成冠金属覆盖牙冠表面的修复治疗方法，是乳牙冠修复的方法之一。

一、适应证

1. 大面积龋坏造成的牙齿严重缺损。
2. 发育不全的牙齿。
3. 间隙保持器的固位装置。
4. 单个牙齿多个牙面龋坏的情况。
5. 咬合面重度磨耗，如夜磨牙。

二、护理措施

（一）术前护理

1. 评估

（1）患者年龄、健康状况及合作程度。

（2）诊室环境干净整齐，牙椅处于备用状态。

2. 物品准备

（1）常规用物：检查盘、口杯、吸引器、凡士林棉签、75%酒精棉球、三用枪、高速手机、低速直手机、车针套、护目镜。

（2）特殊用物：卡局式注射器及针头、橡皮障套装、挖匙、预成冠、磨头、金属弯剪、缩颈钳、咬合纸、调拌板、调拌刀。

（3）药品/材料：阿替卡因肾上腺注射液、玻璃离子水门汀。

（二）术中护理

1. 局部麻醉，上橡皮障：同常规局部麻醉，上障。

2. 牙体预备：安装牙体预备用金刚砂车针，护士使用吸引器及时吸唾，三用枪吹干口镜，保持视野的清晰。

3. 预选金属预成冠：准备预成冠套盒，协助挑选试戴。取下橡皮障。

4. 咬合调整，修整预成冠：咬合纸测量高低，吸引吸除打磨时的碎屑。金冠弯剪对冠的边缘进行修整，递缩颈钳予医生，协助修整冠的外形。

5. 消毒预成冠，隔湿：酒精棉球清洁牙体和预成冠，棉球隔湿。

6. 粘接预成冠：调拌粘接剂，均匀涂抹冠内壁，传递给医生，传递洁治器去除多余粘接剂。

（三）术后护理

1. 健康指导

（1）金属预成冠修复后2小时可正常使用，24小时避免咀嚼过硬过黏食物。

（2）初戴当天可能会出现短暂性牙齿疼痛，严重时可口服止痛药。

（3）定期复查，如发生冠的脱落、穿孔及冠缘的炎症应及时就诊。

2. 整理用物

分拣用物，擦拭牙椅，六步洗手法洗手。

三、金属预成冠修复医护配合流程

见表3-4。

表3-4 金属预成冠修复医护配合流程

医生操作	护理配合	所需用物	护理问题
接诊患者			
呼叫患者	1. 引导患者至椅位，系胸巾 2. 指导患者正确漱口 3. 调节舒适椅位 4. 为患者佩戴护目镜	常规用物	
检查	1. 凡士林棉签擦拭口角 2. 棉球擦拭探针	1. 凡士林棉签 2. 棉球	
术中配合			
局部麻醉，上橡皮障	同常规局部麻醉及上障流程		
牙体预备	1. 安装牙体预备用金刚砂车针 2. 及时吸唾 3. 三用枪吹干口镜，保持术野清晰	1. 车针 2. 高速手机 3. 吸引器 4. 三用枪	
根据牙体预备高度选择合适金属预成冠，取下橡皮障	1. 协助医生选择预成冠 2. 取下橡皮障	预成冠	将试戴后不合适的冠重新灭菌备用
修整冠的外形，使预成冠与牙齿结合更加紧密	递金冠剪、缩颈钳修整的外形	1. 金冠剪 2. 缩颈钳	
咬合调整	1. 安装磨头 2. 咬合纸测量高低 3. 及时吸除打磨飞沫	1. 磨头 2. 低速直机 3. 咬合纸	1. 每次咬𬌗前协助吹干牙面，使咬合纸印记清晰准确 2. 调𬌗结束后用棉球擦净咬𬌗印记
清洁牙体组织，隔湿	1. 75%酒精棉球擦拭消毒预成冠 2. 棉球协助隔湿	1. 75%酒精棉球 2. 棉球	
粘接预成冠，去除多余粘接剂	1. 调拌粘接剂 2. 均匀涂抹冠内壁 3. 手持近远中传递医生 4. 粘接后传递洁治器 5. 棉球清理器械上多余粘接剂	1. 粘接剂 2. 纱卷 3. 洁治器 4. 棉球	1. 严格按照材料说明书比例、时间调拌 2. 粘接剂沿冠的边缘放入，使之流入冠内均匀涂布一薄层

续　表

医生操作	护理配合	所需用物	护理问题
	术后护理		
	1. 关闭灯光，推开牙椅灯源，复位 2. 为患者擦拭口角，漱口，解开胸巾 3. 移开治疗台面，引导患者离开牙椅 4. 卫生宣教 5. 整理用物，六步洗手法洗手		按四手操作要求整理用物

第五节 乳牙拔除术护理常规

乳牙拔除术作为某些牙病的终末治疗手段，主要目的是消除感染病灶，利于正常牙齿的萌出。

一、适应证

1. 不能保留的病牙。
2. 因咬合诱导需拔除的乳牙。

二、护理措施

（一）术前护理

1. 评估

（1）患者年龄、健康状况及合作程度。

（2）诊室环境干净整齐，牙椅处于备用状态。

2. 物品准备

（1）常规用物：检查盘、口杯、吸引器、消毒棉签、凡士林棉签、纱球。

（2）特殊用物：乳牙钳、牙挺。

（3）药品：阿替卡因肾上腺注射液。

术中护理

1. 局部麻醉：安装注射器，协助牵拉口角，随时调节灯光。

2. 核对牙位：协助医师核对牙位。

3. 拔牙、止血：传递拔牙钳，安抚患儿，拔牙过程中协助制动患儿头部，拔出后嘱患儿咬住棉卷止血。

（三）术后护理

1. 健康指导

（1）嘱患儿咬紧棉球30分钟，24小时内不刷牙、漱口。

（2）术后2小时即可进食，宜吃温凉、稀软食物。

（3）24小时内口腔内有粉红色唾液属于正常情况。

（4）嘱其避免用舌头去舔伤口。

（5）嘱家长在麻醉药未完全消除时，会有轻微麻木症状，请勿进食，不要咬唇。

（6）定期复查。

2. 整理用物

分拣用物，擦拭牙椅，六步洗手法洗手。

三、乳牙拔除术医护配合流程

见表3-5。

表3-5　乳牙拔除术医护配合流程

医生操作	护理配合	所需用物	注意
接诊患者			
呼叫患者	1. 引导患者至椅位，系胸巾 2. 指导患者正确漱口 3. 调节舒适椅位	常规用物	
检查	1. 凡士林棉签擦拭口角 2. 棉球擦拭探针	1. 凡士林棉签 2. 棉球	
术中配合			
局部麻醉	1. 安装注射器 2. 传递消毒棉签及麻醉药 3. 及时吸唾，调整灯光	1. 卡局式注射器 2. 阿替卡因肾上腺注射液 3. 消毒棉签	1. 核对药品名称、有效期 2. 注射器在胸部传递 3. 注射器各关节连接紧密
核对牙位	协助医师核对牙位		
拔牙、止血	1. 传递拔牙钳 2. 及时调节灯光 3. 传递纱球止血	1. 拔牙钳 2. 纱球	拔牙过程中协助医生患儿头部，安抚患儿
术后护理			
	1. 关闭灯光，推开牙椅灯源，复位 2. 为患者擦拭口角，解开胸巾 3. 移开治疗台面，引导患者离开牙椅 4. 卫生宣教 5. 整理用物，六步洗手法洗手		按四手操作要求整理用物

第六节　根尖诱导成形术护理常规

根尖诱导成形术是指针对牙根未完全形成之前发生牙髓严重病变或尖周炎症的年轻恒牙，在控制感染的基础上，用药物及手术方法保存根尖部的牙髓或使根尖周组织沉积硬组织，促使牙根继续发育和根尖形成的治疗方法。

一、适应证

1. 牙髓病变已波及根髓，而不能保留或不能全部保留根髓的年轻恒牙。
2. 牙髓全部坏死或并发根尖周炎症的年轻恒牙。

二、护理措施

（一）术前护理

1. 评估

（1）患者年龄、健康状况及合作程度。

（2）评估患者牙根尖发育的程度。

（3）诊室环境干净整齐，牙椅处于备用状态。

2. 物品准备

（1）常规用物：检查盘、口杯、吸引器、三用枪、高速手机、低速弯手机、车针套、棉球、凡士林棉签、消毒棉签、护目镜。

（2）特殊用物：阿替卡因肾上腺注射液、卡局式注射器及针头、冲洗器、拔髓针、光滑髓针、扩大针锉（15～30号）、充填器、无菌药杯。

（3）材料：次氯酸钠、CP、碘仿、氢氧化钙糊剂、玻璃离子水门汀。

（二）术中护理

1. 常规局部麻醉，安装橡皮障。

2. 去除龋坏组织，制备洞形：吸引器吸唾，三用枪吹干口镜，保持术野清晰。

3. 去除根管内坏死牙髓，清理根管，进行根管预备：依次递拔髓针、扩大针、锉1～4号，棉球清理扩大针残余牙髓。

4. 根管消毒：次氯酸钠冲洗消毒，及时吸唾。

5. 根管封药：吸潮纸尖干燥灯管，放入CP捻、碘仿药物，氧化锌暂封，1周后复诊。

6. 1周后，取出暂封材料，填入根尖诱导药物：棉卷隔湿，将根管内填入可诱导根尖成形的药物——氢氧化钙制剂加压注入根管，填满根管，使其充分接触根尖部组织，暂封，拍X线片。

7. 根管永久根充：同常规根管充填治疗。

（三）术后护理

1. 健康指导

（1）术后24小时内勿用患侧牙咀嚼食物，避免咀嚼过硬食物。

（2）如有胀痛属正常现象，1周左右症状消失。

（3）保持口腔卫生，遵医嘱定期复查。

2. 整理用物

分拣用物，擦拭牙椅，六步洗手法洗手。

三、根尖诱导成形术医护配合流程

见表3-6。

表3-6　根尖诱导成形术医护配合流程

医生操作	护理配合	所需用物	护理问题
接诊患者			
呼叫患者	1. 引导患者至椅位，系胸巾 2. 指导患者正确漱口 3. 调节舒适椅位 4. 为患者佩戴护目镜	常规用物	
检查	1. 凡士林棉签擦拭口角 2. 棉球擦拭探针	1. 凡士林棉签 2. 棉球	
术中配合			
局部麻醉，安装橡皮障	同常规局部麻醉、安装橡皮障		
去腐备洞，揭顶暴露根管口	1. 安装车针 2. 及时吸唾，调整灯光 3. 三用枪吹干口镜，保持视野清晰	1. 车针套 2. 高速、低速手机 3. 三用枪 4. 吸引器	
确定根管数目，工作长度，根管消毒	1. 传递拔髓针，夹取纱布棉卷，清除残余牙髓 2. 传递冲洗液，备好锉和清洁台，反复传递根管冲洗液 3. 协助记录根管长度	1. 拔髓针 2. 棉球 3. 测量尺 4. 口角钩 5. 冲洗器 6. 清洁台 7. 冲洗液	避免针刺伤
根管消毒、暂封	1. 传递吸潮纸尖，协助干燥根管 2. 传递CP棉球 3. 调拌充填用玻璃离子暂封	1. 吸潮纸尖 2. 锁镊 3. CP 4. 玻璃离子水门汀 5. 充填器	
一周后，去除暂封，清洁根管导入药物	1. 安装车针，去除暂封材料 2. 传递氢氧化钙糊剂 3. 调拌充填用玻璃离子暂封	1. 车针套 2. 高速手机 3. 氢氧化钙糊剂 4. 玻璃离子水门汀 5. 充填器	1. 注射式氢氧化钙糊剂每次使用前需更换一次性注射针头 2. 注射式氢氧化钙糊剂使用前预排气
根管永久性充填，树脂充填（同常规根管充填及树脂充填）			

续　表

医生操作	护理配合	所需用物	护理问题
术后护理			
预约复查时间	1. 关闭灯光，推开牙椅灯源，复位 2. 为患者擦拭口角，漱口，解开胸巾 3. 移开治疗台面，引导患者离开牙椅 4. 卫生宣教 5. 整理用物，六步洗手法洗手	按四手操作要求整理用物	

第七节　间隙保持器制取及佩戴护理常规

为了维持缺牙间隙，防止邻牙向丧失部位倾斜和对颌牙伸长，临床通过间隙保持器来维持生理间隙。现阶段常用的间隙保持器主要有固定式间隙保持器、半固定式间隙保持器、活动式间隙保持器和负压印模式间隙保持器，本节介绍佩戴带环丝圈式保持器的护理配合。

一、适应证

儿童乳磨牙脱落，保留乳磨牙位置。

二、护理措施

（一）术前护理

1. 评估

（1）患者年龄、健康状况及合作程度。

（2）患者牙齿缺失情况。

（3）诊室环境干净整齐，牙椅处于备用状态。

2. 物品准备

（1）常规用物：器械盘、口杯、吸引器、棉球、酒精棉球、凡士林棉签、三用枪、低速直手机、磨头。

（2）特殊用物：咬合纸、松风CX玻璃离子水门汀粘接剂、调拌纸、调拌刀、洁治器。

（二）术中护理

1. 试戴保持器：咬合纸测量咬合高低，吸除打磨时飞沫，及时调节光源，结束后使用棉球擦去咬合印记。

2. 隔湿，消毒牙面：酒精棉球擦拭消毒间隙保持器。

3. 粘接保持器：调拌粘接剂粘，均匀涂抹带环内壁，患儿咬紧纱球。

4. 清理多余粘接剂：棉球擦拭刮治器多余粘接剂。

（三）术后护理

1. 健康指导

（1）避免患侧进食过黏过硬食物，保持口腔卫生。

（2）若出现间隙保持器松动、脱落、移动等现象及时就医。

（3）遵医嘱定期复查，常规每半年检查一次。

2. 整理用物

分拣用物，擦拭牙椅，六步洗手法洗手。

三、间隙保持器制取及佩戴医护配合流程

见表3-7。

表3-7　间隙保持器制取及佩戴医护配合流程

医生操作	护理配合	所需用物	护理问题
接诊患者			
呼叫患者	1. 引导患者至椅位，系胸巾 2. 指导患者正确漱口 3. 调节舒适椅位 4. 为患者佩戴护目镜	常规用物	
检查	1. 凡士林棉签擦拭口角 2. 棉球擦拭探针	1. 凡士林棉签 2. 棉球	
术中护理			
试戴间隙保持器	1. 安装磨头 2. 吹干牙面，测量咬合高点 3. 吸除打磨时的飞沫 4. 半月钳、尖嘴钳备用	1. 低速直机 2. 磨头 3. 吸引器 4. 咬合纸 5. 半月钳尖嘴钳备用	
清洁牙体组织和保持器	1. 酒精棉球擦拭消毒保持器 2. 棉卷隔湿	1. 酒精棉球 2. 棉卷	
粘接保持器	1. 调拌粘接剂，均匀涂布于保持器带环内侧 2. 手持带环近远中传递医生 3. 嘱患儿咬紧纱卷	1. 粘接剂 2. 纱卷 3. 调拌纸、调拌刀	根据材料说明书比例及时间进行调拌
清理多余粘接剂	棉球擦拭器械多余粘接剂	1. 洁治器 2. 棉球	
术后护理			
	1. 关闭灯光，推开牙椅灯源，复位 2. 为患者擦拭口角，漱口，解开胸巾 3. 移开治疗台面，引导患者离开牙椅 4. 卫生宣教 5. 整理用物，六步洗手法洗手		按四手操作要求整理用物

第八节　笑气镇静技术护理常规

笑气吸入能够快速产生镇痛作用和缓解焦虑情绪，患者可获得镇静，在整个治疗过程中保持清醒、放松、舒适，对语言指令有反应，张口合作，配合治疗，起效和恢复迅速，在适量用药和操作正确的情况下几乎没有任何副作用，安全性大。该技术可避免医源性心理创伤，降低医生压力，节约时间，提高效率。尤适用于儿童牙病患者以及具有牙科畏惧症患者。

一、适应证

1. 儿童牙病患者。
2. 牙科畏惧症患者。

二、护理措施

（一）术前护理

1. 评估

（1）患者年龄、健康状况（有无先天性、遗传性、系统性疾病）。

（2）有无药物及乳胶过敏史。

（3）术前有无禁食禁水，有无感冒发烧等不适。

（4）诊室环境干净整齐，牙椅处于备用状态。

2. 物品准备

（1）设备：笑气装置。

（2）特殊用物：面罩、束缚板、束缚带、急救车、心电监护仪。

（二）术中护理

1. 试戴鼻罩：根据患者脸型及鼻大小选择合适鼻罩。

2. 连接心电监护，遵医嘱给予100%氧气。

3. 患者规律呼吸后，遵医嘱调节笑气予浓度。

4. 治疗结束后遵医嘱给予100%氧气吸入3～5分钟，患者清醒后送入观察室（观察30分钟后无异常方可离开）。

（三）术后护理

1. 健康指导

（1）家属对患儿进行24小时看护，避免摔倒等。

（2）镇静药物术后可能会出现兴奋等反应，属正常现象，自行消失。

（3）保持口腔卫生，定期口腔检查。

2. 整理用物

分拣用物，擦拭牙椅，六步洗手法洗手。

三、笑气镇静医护配合流程

见表3-8。

表3-8 笑气镇静医护配合流程

医生操作	护理配合	所需用物	护理问题
接诊患者			
呼叫患者	1. 引导患者至椅位，系胸巾 2. 指导患者正确漱口 3. 调节舒适椅位 4. 为患者佩戴护目镜	常规用物	
检查	1. 凡士林棉签擦拭口角 2. 棉球擦拭探针 3. 连接心电监护	1. 凡士林棉签 2. 棉球	心电监护调成儿童模式
术中配合			
	1. 选择合适鼻罩 2. 佩戴鼻罩并固定 3. 遵医嘱给予100%纯氧 4. 呼吸规律后，遵医嘱调节笑气浓度 5. 治疗结束后，吸入100%纯氧3～5分钟，取下面罩，复苏室休息30分钟	一次性鼻罩	1. 根据脸型和鼻大小选择合适型号鼻罩 2. 检测鼻罩封闭性，观察储气囊的起伏变化，必要时加垫纱布 3. 指导患者术中鼻吸气，鼻呼气 4. 及时观察患者心率、血氧饱和度等变化 5. 患者离院标准：生命体征正常，可自主活动、自行走动及口头交流
术后护理			
	1. 关闭灯光，推开牙椅灯源，复位 2. 为患者擦拭口角，解开胸巾 3. 移开治疗台面，引导患者至复苏室 4. 卫生宣教 5. 整理用物，六步洗手法洗手	按四手操作要求整理用物	

第九节　乳牙外伤的急诊处理原则及方法

因摔倒、交通事故或暴力行为，使牙齿受到外力的撞击或打击造成意外伤害都称之为牙外伤，主要包括牙震荡、牙脱位和牙折断三大类。学龄前儿童活动量大，缺乏自我保护意识，在颌面部的外伤中，前牙的外伤最常见。

当出现牙外伤时不要慌乱，判断牙齿是否脱位、是否发生断裂、是否出现晃动、是否疼痛等症状，并采取正确的方法进行处理，不及时、不当的处理，可导致颌骨发育异常，牙齿错位，牙髓组织坏死等。本节介绍乳牙外伤处理原则及方法。

一、乳牙外伤的急诊处理原则

（一）检查外伤情况

对于发生乳牙外伤即刻就诊的患儿，接诊医生首先要对患儿的全身情况作初步的检查，只有在排除全身其他组织和器官无受损时，才能对患牙进行处理，反之要首先治疗其他更为严重的外伤。

（二）检查口腔及牙齿的损伤状况

儿童牙外伤时，往往还伴有口腔软、硬组织的损伤，要仔细检查损伤程度，尤其是有无牙槽骨、颌骨骨折等，如果有严重的软硬组织损伤，要作相应的治疗后，再行外伤牙的处理。

（三）检查外伤牙的情况

一般而言，根尖X线片是乳牙外伤检查的最常用方法。X线观察内容包括：①牙齿折断情况，特别是排查是否存在根折；②牙周组织情况，牙周膜是否均匀，牙槽骨和颌骨有无损伤；③牙胚情况，特别是牙齿移位时，乳牙根与恒牙胚的关系；④乳牙根的发育和吸收情况；⑤邻牙情况及有无陈旧性外伤等。

二、乳牙外伤的处理方法

对于年龄较小的患儿，保留受伤的乳牙比保留牙髓更为重要；对接近替换而严重受伤的乳牙可以拔出。年轻恒牙外伤时，要尽量保留牙髓活力，以保证牙根的继续发育，可根据外伤的程度，采取保留全部冠髓、根髓或根尖部分活髓的治疗方法。

1. 牙齿全部脱落时

（1）牙齿脱落后，应立即将牙放入原位。

（2）如果牙已落地污染，应用生理盐水或自来水冲洗后再放入原位。

（3）如果复位困难，可将患牙含在舌下，也可用生理盐水、自来水或牛奶浸泡，并尽快到医院就诊。

（4）切忌将牙齿用卫生纸类物品干燥保存。

（5）尽早就医会增加牙齿再植术成功率，一般不超过24小时。

2. 牙齿断裂或晃动时

（1）避免自行擦拭牙齿断面，并带着断牙就诊。

（2）对于松动牙齿切忌晃动，以免加重外伤损害。

（3）对于牙齿断裂，一般根据折断程度可进行充填治疗或根管治疗，严重情况如牙根折裂可考虑拔除。

3. 碰撞力量不大，牙齿没有任何症状或只有在上下咬合时感觉酸痛

无论伤势轻重，远期都可能会使牙齿神经坏死、牙冠变色等，因此，即使牙齿没有折断也要及时就医。建议2周内避免用患牙咀嚼食物，并遵医嘱伤后第1、3、6、12个月复查，判断牙神经状况，采取相应治疗。

三、恒牙外伤的处理方法

1. 牙齿震荡　不需做特别的处理，其预后通常较好，但也有牙髓坏死和牙根吸收的报道，因此需严密观察，并告知家长和患儿注意事项，如果出现疼痛、松动等，需及时治疗。

2. 牙釉质和牙本质折断　对牙本质暴露的患牙，最基本的问题是防止细菌通过暴露的牙本质刺激牙髓，一般采用复合树脂酸蚀粘结修复。

3. 冠折合并牙髓暴露　尽量保留活髓，根据不同情况采取三种治疗方法，包括直接盖髓、活髓切断和牙髓摘除。

4. 根折　首先拍摄X线片，根据根折的位置和牙根发育的情况，采取适当的治疗方法。

5. 挫入　挫入的恒牙预后不好，常会发生牙髓坏死、牙根吸收和牙槽骨丧失。建议用正畸的方法，用较轻的力使挫入的牙齿复位，并在受伤2周内去除牙髓作相应的治疗。

6. 脱出　脱出的恒牙要立即复位，并固定2周。对根尖孔闭合的恒牙，由于易发生牙髓坏死，固定后行根管治疗。根尖孔未闭合的恒牙还有可能实现再血管化，保持牙髓活力，所以根据临床影像学检查有无牙髓坏死的指征时再进行治疗。

四、健康教育

1. 尽快带患儿就诊，尤其是严重的牙外伤，如脱出、挫入、冠折露髓等，治疗越及时预后越好。

2. 不能及时就诊时，对于牙震荡、牙釉质折、牙本质折、轻度脱位等，可延迟到第二天治疗，不会影响预后。但切不可因为患儿没有疼痛、松动而不就诊。

3. 全脱位的恒牙，脱出牙槽窝的时间越长预后越差，因此要对患牙做即刻再植，在无法及时到医院时，可将患牙用清水轻轻冲洗后植入牙槽窝。对无法自行再植的脱位牙，可先保存在牛奶、生理盐水中，也可存于儿童的口中，但放入儿童口中要防止患儿因为紧张而将牙齿吞入、误吸等，因此这个方法不适用于低龄儿童。

4. 维护患儿口腔卫生对外伤牙的预后是重要的，要彻底清洁和去除患牙周围的菌斑，使用抗菌制剂，如洗必泰、过氧化氢溶液等漱口，可促进受伤牙龈的愈合。低龄儿童漱口时可能会吞入药液，建议家长用棉签涂药擦试患牙牙周组织，严重的牙齿脱位和口腔软组织损伤需遵医嘱服用抗生素。

5. 对于脱位牙切不可受力，不能用患牙咀嚼食物，否则会影响外伤牙的预后。

6. 告知家长牙外伤后可能出现的并发症、预后，外伤乳牙可能对继承恒牙的影响，早期发现症状和体征及时给予适当的治疗。

7. 告知家长定期复查的重要性，少数家长因患儿没有出现不适或没有时间而不定期复查，待出现牙髓坏死、牙根吸收时才就诊，从而影响患牙的预后。

第四章

口腔修复护理操作常规

第一节　嵌体粘接护理常规

嵌体是一种嵌入牙体内部，用以恢复牙体缺损的形态和功能的修复体，本节以嵌体粘接的护理配合为例进行介绍。

一、适应证

1. 颌面严重牙体缺损或低殆而不能用一般材料充填修复者。
2. 邻面牙体缺损需恢复触点者。
3. 固定桥的基牙已有龋洞，需要设计嵌体作为固位体。

二、护理措施

（一）术前护理

1. 评估

（1）患者年龄、健康状况及合作程度。

（2）诊室环境干净整齐，牙椅处于备用状态。

2. 物品准备

（1）常规用物：检查盘、口杯、吸唾管、凡士林棉签、酒精棉球、纱球、三用枪、高速手机、护目镜、镜子。

（2）特殊用物：橡皮障用物、洁治器、金刚砂车针、咬合纸、粘接转移棒、牙线。

（3）材料：粘接剂。

（二）术中护理

1. 嵌体体积较小，试戴时容易脱落造成患者误吞，建议在上障情况下操作。

2. 去除暂封：护士使用三用枪及吸引器配合去除洞型内暂封材料，及时调整灯光，保持术野清晰。

3. 试戴嵌体：医生检查嵌体无问题，试戴嵌体、咬合纸测量咬殆高点。护士安装手机及车针以备调磨，并传递牙线，检查邻接关系，结束后使用棉球擦去咬合印记。

4. 消毒窝洞、隔湿：医生清洁消毒窝洞，护士用酒精棉球清洁消毒嵌体，三用枪吹干备用。

5. 嵌体粘接：遵医嘱选择合适粘接剂，配合粘接。

6．去除粘接剂：传递洁治器及牙线去除多余残留粘接剂。

（三）术后护理

1．健康指导

（1）避免咀嚼过硬食物，以免引起嵌体折裂或脱落。

（2）指导患者掌握正确刷牙方法及牙线、牙缝刷等辅助工具的使用方法。

（3）若发生嵌体绷瓷或脱落现象，及时就医。

（4）按医嘱定时复诊，观察嵌体的使用效果。

2．整理用物

分拣用物，擦拭牙椅，六步洗手法洗手。

二、嵌体粘接医护配合流程

见表4-1。

表4-1　嵌体粘接医护配合流程

医生操作	护理配合	所需用物	护理问题
接诊患者			
呼叫患者	1．引导患者至椅位，系胸巾 2．指导患者正确漱口 3．调节舒适椅位 4．为患者佩戴护目镜	常规用物	
检查	1．凡士林棉签擦拭口角 2．棉球擦拭探针	1．凡士林棉签 2．棉球	
术中配合			
安装橡皮障	嵌体体积小，建议使用橡皮障防止误咽（同常规上障法）		
去除暂封物、试戴嵌体	1．安装调𬌗车针 2．咬合点测量高点 3．及时吸除打磨飞沫、邻𬌗嵌体 4．传递牙线检查邻间隙 5．传递镜子，患者确认满意 6．试戴完成后，递牙线或粘棒	1．高速手机 2．三用枪 3．吸引器 4．咬合纸（或粘棒） 5．镜子	1．每次咬𬌗前协助吹干嵌体，使咬合纸印记清晰准确 2．调𬌗结束后用棉球擦净咬𬌗印记 3．取下嵌体时不可用不锈钢锐器勾住边缘取下，可用牙线从邻面带下或用粘棒取下 4．可将嵌体放在容器内，避免传递时脱落
消毒窝洞、隔湿	1．酒精棉球消毒嵌体，吹干 2．按要求调拌粘接剂	1．酒精棉球 2．粘接剂 3．三用枪	1．根据牙髓情况和嵌体材料选择合适粘接剂 2．按材料说明书比例要求正确调拌

续 表

医生操作	护理配合	所需用物	护理问题
嵌体粘接，将修复体迅速就位于洞型内	传递修复体	修复体	金属嵌体一般选择羟酸水门汀玻璃离子水门汀，非金属嵌体必须用树脂水门汀
去除多余粘接剂，再次检查咬合情况	1. 传递洁治器、牙线 2. 棉球清理洁治器残留粘接剂 3. 咬合纸检查咬合 4. 酒精棉球清洁咬合纸印记	1. 洁治器 2. 棉球 3. 咬合纸 4. 酒精棉球	
术后护理			
	1. 关闭灯光，推开牙椅灯源，复位 2. 为患者擦拭口角，漱口，解开胸巾 3. 移开治疗台面，引导患者离开牙椅 4. 卫生宣教 5. 整理用物，六步洗手法洗手		按四手操作要求整理用物

第二节　全瓷贴面粘接修复术护理常规

贴面修复是在不磨牙或少量磨牙的情况下应用粘接技术，将复合树脂、瓷等修复材料覆盖在表面缺损的牙体、着色牙、变色牙或畸形牙等部位，恢复牙体正常形态或改善其色泽的一种修复方法。本节以 Variolink N 双重固化树脂粘接剂粘接全瓷贴面护理技术为例进行介绍。

一、适应证

1. 牙齿需要改善外观形态的，如畸形牙、过小牙。
2. 变色牙。
3. 各种因素导致的牙釉质缺损。
4. 牙间隙关闭。
5. 轻度错位牙。
6. 过短牙或磨耗牙过多。

二、护理措施

（一）术前护理

1. 评估

（1）患者年龄、健康状况及合作程度。

（2）诊室环境干净整齐，牙椅处于备用状态。

2. 物品准备

（1）常规用物：检查盘、口杯、吸唾管、凡士林棉签、棉球、高速手机、低速手机、车针套、遮光镜、护目镜、镜子。

（2）特殊用物：开口器、贴面试戴专用车针、排龈线、排龈器、贴面专用盛放盒、贴面粘接棒、贴面就位器、咬合纸、抛光杯、小毛刷、避光盒、牙线、邻面抛光条、洁治器、计时器、塑料调刀。

（3）材料：贴面粘接套装（Variolink N）、中和粉、氢氟酸、无氟抛光膏、37%磷酸。

（二）术中护理

1. 粘接前核对患者姓名、修复体种类、数量及牙位。

2. 试戴瓷贴面：医生进行贴面的调改，颜色的试粘接。患者满意后护士使用三用枪及吸引器彻底冲净牙齿和贴面表面的试戴剂，需要双管或多管调试时护士记录调配比例。

3. 消毒贴面：75%酒精棉球对贴面进行消毒，吹干。多个贴面时和医生确定粘接顺序，按顺序码放。

4. 处理瓷贴面

（1）氢氟酸处理：护士在瓷贴面的组织面均匀涂抹氢氟酸，计时 30～60 秒后，三用枪加压冲洗 15 秒。

（2）涂抹硅烷偶联剂：护士在修复体组织面均匀涂抹硅烷偶联剂，计时60秒。

5．口内基牙处理

（1）清洁牙面：取适量无氟抛光膏备用，护士使用三用枪及吸引器配合医生清洁基牙牙面。

（2）酸蚀、冲洗：37%磷酸酸蚀釉质面30～60秒，牙本质区减少酸蚀时间；大量水冲洗20秒，配合彻底吸净口内酸蚀剂。

（3）排龈：传递排龈器协助医生排龈。

（4）涂抹处理剂：依次传递沾有牙本质处理剂、牙釉质处理剂的小毛刷，计时，护士同时在贴体的组织面均匀涂抹光固化粘接剂，并用三用枪吹匀吹薄。

（5）贴面粘接：再次核对粘接剂颜色、比例，调拌粘接剂均匀涂抹，传递。

（6）就位、初固化：传递贴面就位器，协助医生就位贴面，初步光固化灯固化。

（7）清理粘接剂：传递洁治器同时清理多余粘接剂，牙线清除邻面过多水门汀，去除排龈线。

（8）固化、调磨、抛光：光固化灯彻底固化，安装车针，协助调合、抛光，及时吸唾。

术后护理

1．健康指导

（1）避免用贴面牙咬过硬食物（如骨头、嗑瓜子）等。

（2）注意牙齿清洁，除刷牙外，每天三餐后均应使用牙线清洁邻面。

（3）若发生贴面脱落、绷瓷等现象及时就医。

（4）遵医嘱复诊。

2．整理用物

分拣用物，擦拭牙椅，六步洗手法洗手。

三、全瓷贴面粘接修复医护配合流程

见表4-2。

4-2　全瓷贴面粘接修复医护配合流程

医生操作	护理配合	所需用物	护理问题
接诊患者			
呼叫患者	1. 引导患者至椅位，系胸巾 2. 指导患者正确漱口 3. 调节舒适椅位 4. 为患者佩戴护目镜	常规用物	1. 核对患者信息、贴面数量及牙位 2. 物品准备齐全
检查	1. 凡士林棉签擦拭口角 2. 棉球擦拭探针	1. 凡士林棉签 2. 棉球	

医生操作	护理配合	所需用物	护理问题
术中配合			
试戴、调改瓷贴面确保贴面就位	1. 安装车针 2. 及时吸唾，保持术野清晰	1. 高速手机 2. 三用枪 3. 车针套 4. 护目镜 5. 咬合纸	1. 吸唾过程中勿阻挡医生视线 2. 注意贴面情况，避免脱落患者误吞 3. 使用三用枪保持口镜清晰
应用试戴剂试粘接瓷贴面	1. 传递合适的试戴剂试粘接 2. 传递镜子，同患者确认预粘接后的颜色及形态、大小 3. 试戴结束后用三用枪彻底冲净牙齿和贴面表面的试戴剂	1. 试戴剂 2. 镜子 3. 三用枪	1. 试戴剂对基牙有一定的刺激作用，尽量缩短试戴时间 2. 及时吸唾 3. 需要双管或多管调试的时候记录调配比例
吹干基牙，棉球隔湿	1. 酒精棉球消毒贴面 2. 吹干贴面 3. 顺序摆放在粘接盒中	1. 酒精棉球 2. 粘接盒 3. 三用枪	多个贴面粘接时和医生确定好粘接顺序
	瓷贴面表面处理： 1. 修复体的组织面均匀涂抹一层5%氢氟酸 2. 计时30～60秒 3. 三用枪水气高压冲洗贴面，计时1min 4. 吹干贴面 5. 在修复体组织面均匀涂抹一层硅烷偶联剂 6. 计时60s后吹干	1. 氢氟酸 2. 中和粉 3. 三用枪 4. 硅烷偶联剂 5. 计时器	1. 避免氢氟酸沾染到贴面的非组织面，影响光泽 2. 避免氢氟酸与皮肤、黏膜和眼睛接触 3. 冲洗后的氢氟酸用中和粉中和后，再倒入下水道，防止酸蚀管道
处理基牙-安放开口器，清洁牙面	1. 为患者更换遮光镜 2. 协助放置开口器 3. 安装抛光杯 4. 准备适量无氟抛光膏 5. 三用枪及吸引器吸净口内唾液、抛光膏，保持视野清晰	1. 遮光镜 2. 开口器 3. 无氟抛光膏 4. 抛光杯 5. 三用枪 6. 吸引器	抛光膏取量合适，避免浪费
处理基牙-排龈	1. 隔湿 2. 裁切合适大小排龈线 3. 传递排龈器 4. 逐个传递排龈线	1. 棉球 2. 排龈线 3. 排龈器	1. 排龈线取量长度适中 2. 安抚患者会有轻微不适
处理基牙-酸蚀、冲洗	1. 传递37%磷酸酸蚀剂 2. 计时30～60秒 3. 三用枪彻底冲洗、吹干 4. 重新隔湿	1. 37%磷酸酸蚀剂 2. 计时器 3. 三用枪 4. 棉球	1. 冲洗时告知患者口内会有酸涩感，无需紧张 2. 吸净口内酸蚀剂，避免残留对黏膜造成灼伤 3. 酸蚀后的牙釉质呈现白垩色，避免再次污染

续 表

医生操作	护理配合	所需用物	护理问题
涂抹牙本质、牙釉质处理剂、光固化粘接剂	1. 传递蘸取饱满牙本质处理剂的小毛刷 2. 计时15秒 3. 传递蘸取饱满牙釉质粘接剂的小毛刷 4. 计时10秒 5. 传递蘸取饱满光固化粘接剂的小毛刷 6. 调暗牙椅灯源 7. 同时在修复体的组织面均匀涂抹一层光固化粘接剂，三用枪吹匀、吹薄	1. 牙本质处理剂（1液） 2. 牙釉质处理剂（2液） 3. 光固化粘接剂（3液） 4. 计时器 5. 三用枪 6. 贴面专用小盒	1. 可选用不同颜色的小毛刷，避免混淆 2. 准确传递各处理剂与粘接剂 3. 涂抹光固化粘接剂时，口内与修复体涂抹时间应同步 4. 处理后贴面按顺序摆放，置于专用小盒内，避免污染，避光保存 5. 及时吸唾避免污染牙面 6. 按材料说明书准确计时
粘接贴面、固化和抛光	1. 再次核对粘接剂的颜色、比例 2. 混合粘接剂 3. 计时10秒 4. 手握贴面近远中，均匀涂抹在贴面的组织面 5. 传递医生 6. 传递贴面就位器，协助就位 7. 初步光固化2～3秒	1. 粘接剂 2. 塑料调刀 3. 计时器 4. 粘接棒（必要时） 5. 就位器	1. 严格按照试粘接时的颜色、比例进行调配 2. 注意传递手法，方向与粘接的方向一致 3. 下前牙的贴面或体积较小的贴面可使用粘接棒辅助医生粘接，防止贴面脱落 4. 粘接剂量宜从各个边缘有少量溢出为宜
粘接剂未完全固化时清理多余粘接剂	1. 传递洁治器、牙线 2. 棉球清理洁治器上残余粘接剂 3. 取出排龈线 4. 彻底光固化灯固化，每个部位约40秒	1. 洁治器 2. 牙线 3. 棉球	光固化时嘱患者闭眼
调合、抛光	1. 传递邻面抛光纱条进行邻面清洁 2. 取出开口器 3. 测量咬（殆）高点，有效吸唾	1. 抛光纱条 2. 咬合纸	1. 注意抛光纱条工作刃的传递方向 2. 调殆结束后用棉球擦净咬殆印记 3. 注意口腔软组织的保护，动作轻柔 4. 及时吸唾，保持视野清晰

	术后护理		
	1. 关闭灯光，推开牙椅灯源，复位 2. 为患者擦拭口角，漱口，解开胸巾 3. 移开治疗台面，引导患者离开牙椅 4. 卫生宣教 5. 整理用物，六步洗手法洗手		按四手操作要求整理用物

第三节 纤维桩修复术护理常规

临床对牙体缺损进行修复的时候，可以利用桩核修复体恢复牙齿的形态和功能，可供选择的桩核修复体材质和种类较多，如金属铸造桩、金属烤瓷桩、纤维桩等。本节以纤维桩修复的护理配合为例进行介绍。

一、适应证

1. 临床牙冠大部分缺损，无法直接获得固定者。
2. 临床牙冠完全缺损，断面已达到牙龈下，牙根足够长。

二、护理措施

（一）术前护理

1. 评估

（1）患者年龄、健康状况及合作程度。

（2）诊室环境干净整齐，牙椅处于备用状态。

2. 物品准备

（1）常规用物：检查盘、口杯、吸唾管、酒精棉球、三用枪、遮光镜、高速手机、低速手机、车针套。

（2）特殊用物：P钻、慢球钻、纤维桩配套钻针。

（3）材料：吸潮纸尖、纤维桩套装、树脂。

（二）术中护理

1. 桩道预备：医生进行桩核预备，护士按型号依次传递P钻，并及时吸唾，牵拉口角，调整灯光，保持术野清晰。

2. 试纤维桩：协助医生选择合适的纤维桩，酒精棉球擦拭消毒，吹干。

3. 粘接纤维桩：安装树脂注射头，吸潮纸尖协助擦干牙髓腔，传递树脂粘接、堆核塑形，光固化灯固化。

4. 牙体预备：截断多出的纤维，协助牙体预备，取模。

（三）术后护理

1. 健康指导

（1）避免食用过黏过硬的食物。

（2）按预约时间复诊。

2. 整理用物

分拣用物，擦拭牙椅，六步洗手法洗手。

三、纤维桩修复医护配合流程

见表4-3。

表4-3　纤维桩修复医护配合流程

医生操作	护理配合	所需用物	护理问题
接诊患者			
呼叫患者	1. 引导患者至椅位，系胸巾 2. 指导患者正确漱口 3. 调节舒适椅位 4. 为患者佩戴遮光镜	常规用物	
检查	1. 凡士林棉签擦拭口角 2. 棉球擦拭探针	1. 凡士林棉签 2. 棉球	
术中配合			
桩道预备	1. 安装车针 2. 按型号依次传递慢球、P钻 3. 三用枪及吸引器及时吸唾，牵拉口角，保持术野清晰	1. 高速手机 2. 低速手机 3. 车针套 4. P钻 5. 三用枪 6. 吸引器	
试纤维桩	1. 三用枪吹走根管口附近碎屑 2. 协助医生选择合适的纤维桩 3. 酒精棉球擦拭消毒，吹干	1. 三用枪 2. 纤维桩 3. 酒精棉球	
粘接纤维桩	1. 传递吸潮纸尖，医生进行髓腔干燥 2. 安装树脂注射头 3. 传递树脂，粘接纤维桩，堆核塑形 4. 光固化灯固化	1. 吸潮纸尖 2. 桩核树脂	传递桩核树脂时注意避光
牙体预备	1. 安装车针 2. 截断多余纤维桩 3. 牙体预备、取模		
术后护理			
预约复诊时间	1. 关闭灯光，推开牙椅灯源，复位 2. 为患者擦拭口角，漱口，解开胸巾 3. 移开治疗台面，引导患者离开牙椅 4. 卫生宣教 5. 整理用物，六步洗手法洗手		按四手操作要求整理用物

第四节　全冠修复术护理常规

一、适应证

1. 前牙切角、切缘缺损，不宜用充填治疗或不宜选用金属冠、金属烤瓷修复者。
2. 牙冠大面积缺损充填后需要美观修复者。
3. 前牙牙髓失活或无髓牙变色、氟斑牙、四环素牙影响美观。
4. 错位、扭转牙不宜正畸治疗。
5. 发育畸形影响美观前牙。

二、护理措施

（一）术前护理

1. 评估
（1）患者年龄、健康状况及合作程度。
（2）诊室环境干净整齐，牙椅处于备用状态。

2. 物品准备
（1）常规用物：检查盘、口杯、吸唾管、凡士林棉签、三用枪、高速手机、车针套、棉球、纱球、护目镜。
（2）特殊用物：排龈线、排龈器、托盘、调拌刀、调拌碗、比色板。
（3）材料：藻酸盐印模材、硅橡胶印模材、硅橡胶混合枪及一次性混合头。

（二）术中护理

1. 牙体预备：医生使用高速涡轮机及各种金刚砂车针对牙体硬组织进行必要的磨除，护士使用三用枪及吸唾管协助医生牵拉口角/遮挡舌体，及时吸唾保持术野清晰。

2. 排龈（取模前通常在预备体龈边缘与牙龈之间排形成间隙，减少龈沟液，保证印模清晰准确。排龈方法不同，临床最常用的排龈线法）。护士剪适量排龈线协助排龈。

3. 取模制取：准备合适托盘，根据所选择的印模材料进行调拌，协助取模，并进行石膏灌注，注意操作细节。

4. 制作临时冠。

5. 比色：关闭牙椅光源，自然光下比色，协助记录。

6. 预约复诊时间，模型及技工单送加工厂进行制作。

（三）术后护理

1. 健康指导
（1）避免咀嚼过黏过硬的食物。
（2）若暂时冠松动或脱落，及时就医。
（3）保持口腔卫生，正常刷牙及使用牙线。
（4）按时复诊戴牙。

2. 整理用物

分拣用物，擦拭牙椅，六步洗手法洗手。

三、全冠修复术医护配合流程

见表4-4。

表4-4　全冠修复术医护配合流程

医生操作	护理配合	所需用物	护理问题
	接诊患者		
呼叫患者	1. 引导患者至椅位，系胸巾 2. 指导患者正确漱口 3. 调节舒适椅位 4. 为患者佩戴护目镜	常规用物	
检查	1. 凡士林棉签擦拭口角 2. 棉球擦拭探针	1. 凡士林棉签 2. 棉球	
	术中配合		
牙体预备	1. 安装车针 2. 使用三用枪及吸引器及时吸唾，协助牵拉口角，保持术野清晰	1. 车针套 2. 高速手机 3. 三用枪 4. 吸引器	熟练掌握牙体预备步骤和所用车针
排龈线排龈	1. 传递排龈器 2. 截取合适长度排龈线 3. 放置排龈线于牙体颈部	1. 排龈器 2. 排龈线	1. 根据预备体大小及牙龈沟的不同选择合适型号的排龈线 2. 必要时准备止血凝胶 3. 排龈时间一般5～10分钟即可 4. 排龈线取出后马上取印模，排开的牙龈一般在30～45秒恢复
制取印模，试托盘，顺序制取工作印模及非工作印模	1. 选择予患牙弓大小、形态、高低合适型号的托盘 2. 按材料调拌需求进行操作 3. 材料置于托盘上，手握托盘柄根部传递给医生，方便医生握持 4. 石膏灌注	1. 托盘 2. 印模材料	1. 按照材料要求及标准操作方法进行调拌，注意操作细节 2. 硅橡胶类材料调合时不要戴乳胶手套操作 3. 硅橡胶类材料用手指尖部揉捏、混合基质印模材料（手心体温过高，加速印模材凝固，影响操作） 4. 调拌好的藻酸盐印模材应表面光滑细腻无气泡，呈奶油状
比色	1. 传递比色板 2. 关闭牙椅光源 3. 为患者准备镜子，确认比色结果 4. 记录比色结果	1. 比色板 2. 镜子	1. 比色时在自然光源下比色最佳 2. 如患者有颜色较深的口红或饰品需先去掉，以免影响 3. 比色板每次使用后可用酒精进行消毒
填写技工单	模型及技工单一同登记送技工厂制作		

医生操作	护理配合	所需用物	护理问题
术后护理			
预约下次时间	1. 关闭灯光，推开牙椅灯源，复位 2. 为患者擦拭口角，漱口，解开胸巾 3. 移开治疗台面，引导患者离开牙椅 4. 卫生宣教 5. 整理用物，六步洗手法洗手	按四手操作要求整理用物	

第五节　临时冠修复术护理常规

　　临床上在牙体预备完成后，为了达到保护牙龈、稳定牙齿位置、提供暂时咀嚼功能、恢复美观等目的，在最终修复体戴用前会制作临时冠修复体，制作方法分为直接法和间接法。本节以直接法的护理配合为例进行介绍。

一、适应证

保护牙髓，保持基牙修复间隙，暂时解决患者美观和咀嚼问题。

二、护理措施

（一）术前护理

1. 评估

（1）患者年龄、健康状况及合作程度。

（2）诊室环境干净整齐，牙椅处于备用状态。

2. 物品准备

（1）常规用物：检查盘、口杯、吸引器、纱球、三用枪、速低直手机、车针套、护目镜。

（2）特殊用物：咬合纸、磨头、塑料调刀、调拌纸板、洁治器。

（3）材料：DMG暂时冠材料（手调）一套、临时冠粘接剂。

（二）术中护理

1. 牙体预备前取好原始印模，湿试保存备用。

2. 牙体预备完成后，制作临时冠：按比例均匀调拌临时冠材，放入专用注射器内，注入原始模型，口内就位。材料凝固后取出临时修复体。

3. 调合、磨光：安装调𬌗车针，修整外形，协助测量咬𬌗高点，及时吸净打磨飞沫，结束后使用酒精棉球擦去表面咬合印记。

4. 临时冠粘接：按比例调拌临时冠粘接剂，均匀涂抹临时冠内，预备体上就位。

5. 去除粘接剂：洁治器清理溢出的多余粘接剂。

（三）术后护理

1. 健康指导

（1）避免咀嚼过黏过硬的食物。

（2）若临时冠松动或脱落，及时就医。

（3）保持口腔卫生，正常刷牙及使用牙线。

2. 整理用物

分拣用物，擦拭牙椅，六步洗手法洗手。

三、临时冠修复术医护配合流程

见表4-5。

表4-5　临时冠修复术医护配合流程

医生操作	护理配合	所需用物	护理问题
接诊患者			
呼叫患者	1. 引导患者至椅位，系胸巾 2. 指导患者正确漱口 3. 调节舒适椅位 4. 为患者佩戴护目镜	常规用物	
检查	1. 凡士林棉签擦拭口角 2. 棉球擦拭探针	1. 凡士林棉签 2. 棉球	
术中配合			
准备牙体预备前采集原始印模，制作临时冠前，口内就位	1. 按比例调拌临时冠材料 2. 收集，放入注射器内 3. 注入原始印模传递医生，口内就位，稳定2～3分钟	临时冠材料一套	1. 按材料说明书比例准确调拌基质和催化剂 2. 若预备体为树脂类材料，需使用凡士林等分离剂
调合、磨光	1. 安装磨头 2. 从印模内取出临时冠修复体，吹干，修整外形，测量咬𬌗高点 3. 吸引器吸净打磨飞沫 4. 合适后抛光	1. 低速直手机 2. 磨头 3. 咬合纸 4. 棉球	调𬌗结束后用棉球擦净咬𬌗印记
吹干预备体，隔湿，临时冠粘贴	1. 调拌临时冠粘接材料 2. 均匀涂于临时冠内壁 3. 传递医生，口内就位 4. 传递纱球，嘱患者咬实，等待粘接剂固化	1. 临时冠粘接剂 2. 纱球	按材料说明书比例准确调拌临时粘接剂
粘接剂固化后，去除溢出多余粘接剂	1. 传递洁治器，清理冠内溢出粘接剂 2. 棉球及时清理洁治器上清理出的材料	1. 洁治器 2. 棉球	
术后护理			
预约下次时间	1. 关闭灯光，推开牙椅灯源，复位 2. 为患者擦拭口角，漱口，解开胸巾 3. 移开治疗台面，引导患者离开牙椅 4. 卫生宣教 5. 整理用物，六步洗手法洗手		按四手操作要求整理用物

第六节　固定义齿粘接护理常规

固定修复体就位时的粘接步骤在牙齿修复治疗中起着最微妙甚至是决定性的重要作用。本文以单颗固定义齿粘接的护理配合为例进行介绍。

一、适应证

1. 恢复牙冠、牙列正常形态及咬合关系，实现患者各功能要求。
2. 改变牙齿色泽和形态。

二、护理措施

（一）术前护理

1. 评估

（1）患者年龄、健康状况及合作程度。

（2）诊室环境干净整齐，牙椅处于备用状态。

2. 物品准备

（1）常规用物：检查盘、口杯、吸引器、75%酒精棉球、棉球、纱球、凡士林棉签、三用枪、低速直手机、磨头、护目镜、镜子。

（2）特殊用物：去冠器、洁治器、咬合纸、塑料调刀、纸板、牙线。

（3）材料：粘接剂。

（二）术中护理

1. 试戴冠：修复体确保顺利就位，安装磨头，协助测量咬合高点，牙线检查邻面接触点，护士及时吸除打磨飞沫。

2. 抛光：修复体试戴完成后需进行打磨抛光，护士协助抛光，吸除打磨飞沫。

3. 粘接牙冠：75%酒精棉球消毒牙冠并吹干，医生口内隔湿，调拌粘接剂，置于冠内传递给医生口内就位，嘱患者咬紧纱球待材料固定。

4. 去除粘接剂：传递洁治器、牙线去除溢出多余粘接剂，护士用棉球清理洁治器上多余粘接剂。

（三）术后护理

1. 健康指导

（1）养成良好口腔卫生习惯，可以咀嚼正常食物，应避免咬坚果、啃瓶盖等动作。

（2）指导患者正确使用牙线清洁牙冠的近远中面。

（3）发生脱落或绷瓷现象应及时就医。

2. 整理用物

分拣用物，擦拭牙椅，六步洗手法洗手。

三、固定义齿粘接医护配合流程

见表4-6。

表4-6 固定义齿粘接医护配合流程

医生操作	护理配合	所需用物	护理问题
接诊患者			
呼叫患者	1. 引导患者至椅位，系胸巾 2. 指导患者正确漱口 3. 调节舒适椅位 4. 为患者佩戴护目镜	常规用物	
检查	1. 凡士林棉签擦拭口角 2. 棉球擦拭探针	1. 凡士林棉签 2. 棉球	
术中配合			
去除临时冠检查修复体就位情况	1. 取回的牙冠应医护核对，避免错误 2. 传递去冠器，协助去除临时冠 3. 清洁基牙表面残留临时粘结剂，三用枪吹干	1. 去冠器 2. 洁治器 3. 三用枪	
试戴牙冠	1. 安装调合磨头，薄咬合纸测量内冠高点 2. 咬合纸测量咬合高点 3. 牙线检查牙冠间隙情况，协助推拉唇舌等软组织 4. 传递镜子，患者查看修复体外形和色泽，满意后准备粘接	1. 调合磨头 2. 咬合纸 3. 牙线 4. 吸引器 5. 镜子	1. 调𬌗过程中及时吸除打磨飞沫 2. 使用牙线检查邻间隙时，可用手指或洁治器按住牙冠，避免脱落患者误吞 3. 每次咬𬌗前协助使用棉球擦拭上下颌咬合印记，使咬合关系准确
抛光牙冠、口内隔湿	1. 安装抛光磨头 2. 传递棉球协助隔湿 3. 酒精棉球消毒牙冠备用	1. 抛光磨头 2. 棉球 3. 75%酒精棉球	1. 抛光时及时吸除打磨飞沫 2. 尽量擦净牙冠上咬合纸印记
粘接牙冠	1. 按材料要求调拌粘接剂 2. 均匀涂抹内壁，手持牙冠近远中传递给医生或将牙冠置于调和板上传递 3. 传递纱球，嘱患者咬实	1. 粘接剂 2. 塑料调刀 3. 纸板 4. 纱球	1. 按材料说明书粉液比例调拌 2. 注意调拌时间及手法，性状为拉丝状
去除粘接剂	1. 传递洁治器、牙线 2. 棉球清理器械残余粘接剂	1. 洁治器 2. 牙线 3. 棉球	粘接用玻璃离子粘接剂使用后及时旋紧瓶盖，防止挥发
术后护理			
预约复诊时间	1. 关闭灯光，推开牙椅灯源，复位 2. 为患者擦拭口角，漱口，解开胸巾 3. 移开治疗台面，引导患者离开牙椅 4. 卫生宣教 5. 整理用物，六步洗手法洗手		按四手操作要求整理用物

第七节　佩戴可摘局部义齿护理常规

可摘局部义齿是一种患者可以自行摘戴的用于部分牙缺失（牙列缺损）的修复体。义齿主要通过固定在预留天然牙上的卡环等固位装置和基托保持义齿在牙列中的位置，利用天然牙和缺牙区剩余牙槽嵴做支持，恢复缺失牙及其周围缺损组织的解剖形态和生理功能。

一、适应证

各种牙列缺损，尤其游离端缺失。

二、护理措施

（一）术前护理

1. 评估

（1）患者年龄、健康状况及合作程度。

（2）诊室环境干净整齐，牙椅处于备用状态。

2. 物品准备

（1）常规用物：检查盘、口杯、吸引器、棉球、凡士林棉签、三用枪、低速直机、护目镜、镜子。

（2）特殊用物：磨头、咬合纸、技工钳。

（二）术中护理

1. 调试：医生试戴义齿，协助测量咬合高点，护士使用吸引器吸除打磨粉末，及时调整灯光。

2. 抛光：酒精棉球清除义齿上的咬合纸印迹，医生抛光后，指导患者摘戴。

（三）术后护理

1. 健康指导

（1）初戴义齿后会有异物感、恶心、发音不清、口水多、咀嚼不便等现象，需逐步适应。

（2）饮食由软到硬逐渐调整适应。

（3）保持口腔卫生，每日三餐后需取下来清水进行刷洗。

（4）夜间休息时将义齿取下后浸泡在冷水中，避免热水浸泡。

（5）初戴义齿，会有牙痛、溃疡、咬腮、咀嚼不得力或卡环过松等不适，应及时就诊。

（6）如不适症状使患者难以忍受，可暂时停戴义齿，但在复诊前数小时必须戴上义齿，不可自行修改义齿。

2. 整理用物

分拣用物，擦拭牙椅，六步洗手法洗手。

三、佩戴可摘局部义齿医护配合流程

见表4-7。

表4-7 佩戴可摘局部义齿医护配合流程

医生操作	护理配合	所需用物	护理问题
接诊患者			
呼叫患者	1. 引导患者至椅位，系胸巾 2. 指导患者正确漱口 3. 调节舒适椅位 4. 为患者佩戴护目镜	常规用物	
检查	1. 凡士林棉签擦拭口角 2. 棉球擦拭探针	1. 凡士林棉签 2. 棉球	
术中护理			
调试义齿	1. 安装磨头 2. 测量咬合高点 3. 调整灯光同时吸引器吸除打磨的飞沫	1. 低速直机 2. 调合磨头 3. 三用枪 4. 咬合纸	
抛光，戴牙	1. 安装抛光磨头 2. 调整灯光同时吸引器吸除打磨的飞沫头 3. 传递镜子，指导患者摘戴	1. 低速直机 2. 抛光磨头 3. 三用枪 4. 镜子	
术后护理			
	1. 关闭灯光，推开牙椅灯源，复位 2. 为患者擦拭口角，漱口，解开胸巾 3. 移开治疗台面，引导患者离开牙椅 4. 卫生宣教 5. 整理用物，六步洗手法洗手	按四手操作要求整理用物	

第八节　全口义齿修复护理常规

全口义齿修复是一个精细而又繁琐的过程，精确的印模、正确的颌位记录、准确的排牙以及正确的基托磨光面外形是完成全口义齿制作的技术关键。作为全口义齿修复工作的开始，印模的好坏决定了患者未来义齿的舒适度以及功能上的稳定和固位，所以此时的护理配合尤为关键。本节将介绍全口义齿取印膜及戴牙的护理配合。

模型制取护理常规

一、护理措施

（一）术前护理

1. 评估

（1）患者年龄、健康状况及合作程度。

（2）诊室环境干净整齐，牙椅处于备用状态。

2. 物品准备

（1）常规用物：检查盘、口杯、凡士林棉签、三用枪、纱布、胶布、护目镜。

（2）特殊用物：无牙颌托盘、调拌刀、橡胶碗。

（3）材料：藻酸盐印模材料、红膏。

（二）术中护理

1. 取初印模：根据患者牙弓大小形态，牙槽嵴高度、宽度，选择合适的无牙颌托盘；取适量红膏，热水浸泡变软后，取适量置于托盘相应位置，放入口中待成型后取出。

2. 修整初印模：传递红膏修理刀，完成初印模表面及边缘的修整后，三用枪吹干红膏初印模。

3. 取终印模：调拌藻酸盐印模材，置于托盘上协助取模。

4. 石膏灌注，随设计单送加工厂制作。

（三）术后护理

1. 为患者清理口周，预约下次时间。

2. 整理用物

分拣用物，擦拭牙椅，六步洗手法洗手。

二、全口义齿模型制取医护配合流程

见表4-8。

表4-8　全口义齿模型制取医护配合流程

医生操作	护理配合	所需用物	护理问题
接诊患者			
呼叫患者	1. 引导患者至椅位，系胸巾 2. 指导患者正确漱口 3. 调节舒适椅位 4. 为患者佩戴护目镜	常规用物	
检查	1. 凡士林棉签擦拭口角 2. 棉球擦拭探针	1. 凡士林棉签 2. 棉球	
术中护理			
试托盘，取初印模，修整	1. 准备橡胶碗，内衬纱布，取适量红膏，浸泡热水中变软备用 2. 根据牙槽嵴情况挑选适合患者的托盘 3. 传递红膏修理刀 4. 三用枪吹干红膏备用	1. 橡胶碗 2. 纱布 3. 红膏 4. 托盘 5. 刻刀 6. 三用枪	1. 使用热水时应注意安全，防止烫伤 2. 红膏取量适中，避免浪费
取终印模	1. 治疗椅复位，调整灯光 2. 调拌藻酸盐印模材，置于托盘上传递给医生 3. 印模送模型室灌注石膏模型	1. 藻酸盐印模材 2. 调刀 3. 橡胶碗	1. 按材料说明书比例正确调拌，注意水温 2. 性状：稀稠度比常规稍稀 3. 材料表面光滑，边缘外翻涂抹，薄且均匀细腻 4. 及时吸唾，嘱患者放松 5. 如出现恶心等不适症状，嘱患者低头，调整呼吸，鼻吸气嘴呼气
术后护理			
预约复诊时间	1. 关闭灯光，推开牙椅灯源，复位 2. 为患者擦拭口角，漱口，解开胸巾 3. 移开治疗台面，引导患者离开牙椅 4. 卫生宣教 5. 整理用物，六步洗手法洗手		按四手操作要求整理用物

佩戴全口义齿护理常规

一、护理措施

（一）术前护理

1. 评估

（1）患者年龄、健康状况及合作程度。

（2）诊室环境干净整齐，牙椅处于备用状态。

2. 物品准备

（1）常规用物：检查盘、口杯、吸引器、棉球、三用枪、低速直手机、镜子。

（2）特殊用物：磨头、咬合纸。

（二）术中护理

1. 试戴义齿：安装调殆磨头，传递咬合纸配合医生完成咬合检查，吸引器及时吸除粉末和碎屑。

2. 义齿抛光：试戴合适后，安装抛光磨头，抛光、打磨，清洗后指导患者摘戴。

（三）术后护理

1. 健康指导

（1）初戴义齿时通常会有说话不清楚、异物感、义齿脱落、唾液多、恶心、发音不准等现象，需逐步适应。

（2）初戴义齿，应先练习正中的咬合关系和发音，纠正不正确的咬合关系。

（3）戴用义齿后，先吃软的小块食物，咀嚼要慢，用两侧后牙咀嚼，不要用前牙切咬食物。

（4）戴用过程中，如黏膜组织发生疼痛、义齿松动、咬腮等现象，应及时复诊。

（5）每日三餐后需取出义齿用清水进行刷洗；夜间休息时将义齿取下后浸泡在冷水中，避免热水浸泡。

2. 整理用物

分拣用物，擦拭牙椅，六步洗手法洗手。

二、佩戴全口义齿医护配合流程

见表4-9。

表4-9　佩戴全口义齿医护配合流程

医生操作	护理配合	所需用物	护理问题
接诊患者			
呼叫患者	1. 引导患者至椅位，系胸巾 2. 指导患者正确漱口 3. 调节舒适椅位 4. 为患者佩戴护目镜	常规用物	
检查	1. 凡士林棉签擦拭口角 2. 棉球擦拭探针	1. 凡士林棉签 2. 棉球	
术中护理			
调试义齿	1. 安装磨头 2. 测量咬合高点 3. 调整灯光同时吸引器吸除打磨的飞沫	1. 低速直机 2. 调合磨头 3. 三用枪 4. 咬合纸	
抛光，戴牙	1. 安装抛光磨头 2. 调整灯光同时吸引器吸除打磨的飞沫头 3. 传递镜子，指导患者摘戴	1. 低速直机 2. 抛光磨头 3. 三用枪 4. 镜子	
术后护理			
	1. 关闭灯光，推开牙椅灯源，复位 2. 为患者擦拭口角，漱口，解开胸巾 3. 移开治疗台面，引导患者离开牙椅 4. 卫生宣教 5. 整理用物，六步洗手法洗手	按四手操作要求整理用物	

第五章

口腔正畸护理操作常规

第一节　佩戴活动矫治器护理常规

功能性矫治器通过改变口腔颌面部肌肉功能或施加外力来影响牙齿和颌面骨骼的生长发育，起到矫治错𬌗畸形目的。功能矫治器可以是活动式也可以是固定式。临床常见的有斜面导板矫治器、Twin-black矫治器、𬌗垫舌簧矫治器、上颌前方牵引器等。其中𬌗垫舌簧矫治器由固位部分、加力部分及连接基托组成，本节将介绍佩戴𬌗垫舌簧矫治器的护理常规。

一、适应证

1. 早期错𬌗畸形的阻断治疗。
2. 一些不适于固定矫治器的乳牙期、替牙期患者。
3. 口面肌功能异常导致功能性错𬌗畸形和轻度骨性错𬌗畸形。

二、护理措施

（一）术前护理

1. 评估

（1）患者年龄、健康状况及合作程度。

（2）诊室环境干净整齐，牙椅处于备用状态。

2. 物品准备

（1）常规用物：检查盘、口杯、低速直手机、磨头、咬合纸、护目镜、镜子、技工钳。

（2）特殊用物：活动矫治器。

（二）术中护理

1. 核对：患者信息，准备制作完成的活动矫治器，消毒备用。

2. 调改抛光：准备正畸专用钳及磨头适当调改，合适后抛光。

3. 指导摘戴：患者学会自行取戴并告知戴用时间。

（三）术后护理

1. 健康指导

（1）告知患者及家长严格按医嘱要求时间佩戴矫治器，定期复诊，如佩戴时出现持续疼痛，及时就诊不可自行修改。

（2）保持口腔卫生，刷牙时取下矫治器，牙刷刷洗干净，避免热水或酒精消毒擦拭，避免变形损坏。

（3）妥善保管矫治器，不戴时可浸泡在凉水或放在硬质盒内，防止损坏和丢失。

（4）初次佩戴可能出现发音不清、流涎、口内异物感等现象，应多练习，逐渐适应。

2. 整理用物

分拣用物，擦拭牙椅；六步洗手法洗手。

三、佩戴活动矫治器医护配合流程

见表5-1。

表5-1　佩戴活动矫治器医护配合流程

医生操作	护理配合	所需用物	护理问题
接诊患者			
呼叫患者	1. 引导患者至椅位，系胸巾 2. 指导患者正确漱口 3. 调节舒适椅位 4. 为患者佩戴护目镜	常规用物	
检查	1. 核对患者信息 2. 准备矫治器	殆垫舌簧矫治器	
配合			
试戴、调殆磨改、抛光	1. 安装抛光磨头 2. 测量咬合高点 3. 传递正畸专用钳	1. 咬合纸 2. 技工钳 3. 正畸专用钳	1. 调合时护士需使用吸引器吸除碎屑 2. 调合结束后需用棉球擦净咬合印记
指导患者摘戴	持镜子指导患者及家长学会摘戴，反复练习至熟练	镜子	1. 摘戴时手指应放于固位环处 2. 不可扭曲唇方钩子等处以免变形
术后护理			
	1. 关闭灯光，推开牙椅灯源，复位 2. 为患者擦拭口角，漱口，解开胸巾 3. 移开治疗台面，引导患者离开牙椅 4. 卫生宣教 5. 预约下次复诊时间 6. 整理用物，六步洗手法洗手		按四手操作要求整理用物

第二节　固定矫治器粘接护理常规

牙𬌗畸形主要用力量进行矫治，固定矫治器是正畸矫治器中的主要类型之一。通过粘结剂将矫治器装置粘固在牙齿上，固位良好，支抗充分，适于施加各种类型的矫治力，并有利于多数牙齿的移动，能有效的控制牙齿移动的方向。固定矫治器由托槽、带环（颊面管）、矫治弓丝及其附件组成。其中托槽及带环的粘接是主要的护理技术。

适应证

适用于除乳牙颌期的各种错合畸形。

带环粘接护理常规

一、护理措施

（一）术前护理

1. 评估

（1）患者年龄、健康状况及合作程度。

（2）诊室环境干净整齐，牙椅处于备用状态。

2. 物品准备

（1）常规用物：检查盘、口杯、吸唾管、棉球、75%酒精棉球、纱球、凡士林棉签、三用枪、护目镜、调拌纸板、调拌刀、量勺。

（2）特殊用物：去带环钳、持针器、带环推子、带环、洁治器。

（3）材料：玻璃离子水门汀粉、玻璃子水门汀液。

（二）术中护理

1. 去除分牙圈。

2. 试戴带环：将选定的带环用75%酒精棉球消毒备用。

3. 粘接：调拌玻璃离子水门汀，置于带环龈向1/2处。

4. 带环就位：带环递于医生就位，传递推子、纱球，等待水门汀固化。

5. 清理粘接剂：棉球清理洁治器多余粘接剂。

（三）术后护理

1. 健康指导

（1）保持口腔卫生，每次进食后刷牙。

（2）初戴时牙齿可能会有不适感，一般无需特殊处理。

（3）为患者预约复诊时间，如出现严重疼痛或松动脱落等情况及时复诊。

2. 整理用物

分拣用物，擦拭牙椅，六步洗手法洗手。

二、带环粘接医护配合流程

见表5-2。

表5-2 带环粘接医护配合流程

医生操作	护理配合	所需用物	护理问题
接诊患者			
呼叫患者	1. 引导患者至椅位，系胸巾 2. 指导患者正确漱口 3. 调节舒适椅位 4. 为患者佩戴护目镜	常规用物	
检查	1. 凡士林棉签擦拭口角 2. 棉球擦拭探针	1. 凡士林棉签 2. 棉球	
术中配合			
去除分牙圈，试戴带环	1. 传递持针器去除分牙圈 2. 将选好的带环在口内试戴，交替传递带环推子及去带环钳 3. 将试戴合适的带环用75%酒精棉球擦拭消毒、吹干 4. 带环有序摆放	1. 带环 2. 75%酒精棉球 3. 持针器 4. 去带环钳 5. 带环推子	带环有序摆放，防止粘接错误
清洁牙面，口内隔湿保持牙齿干燥	1. 准备玻璃离子水门汀 2. 调拌玻璃离子水门汀，性状为拉丝状 3. 将调拌好的水门汀均匀涂抹带环内侧，龈向1/2处	1. 玻璃离子水门汀 2. 调拌纸板 3. 调刀	1. 严格按说明书掌握粉液比例 2. 注意调拌方法及时间 3. 粘接剂勿放置过多，自带环龈方均匀涂抹一圈即可 4. 涂抹时粘接剂勿堵塞弓丝孔
安放带环，就位于相应牙齿	1. 手持带环近远中侧传递给医生 2. 传递带环推子 3. 传递纱球，咬合至粘接剂固化	1. 带环 2. 推子 3. 纱球	注意带环传递方向（颊钩开口朝向牙齿远中），正确的传递方式可有效减化操作时间
洁治器去除多余粘接剂	1. 传递洁治器 2. 棉球清除器械下多余粘接剂	1. 洁治器 2. 棉球	
术后护理			
通常带环于托槽粘接一次完成，如分次进行需预约复诊时间	1. 关闭灯光，推开牙椅灯源，复位 2. 为患者擦拭口角，漱口，解开胸巾 3. 移开治疗台面，引导患者离开牙椅 4. 卫生宣教 5. 整理用物，六步洗手法洗手		按四手操作要求整理用物

托槽粘接护理常规

一、护理措施

（一）术前护理

1. 评估

（1）患者年龄、健康状况及合作程度。

（2）诊室环境干净整齐，牙椅处于备用状态。

2. 物品准备

（1）常规用物：检查盘、口杯、吸唾管、棉球、凡士林棉签、三用枪、低速弯手机、遮光镜、计时器。

（2）特殊用物：U形开口器、抛光杯、避光碟、小毛刷、托槽镊、托槽、雕刻刀、持针器、细丝刻断钳、末端刻断钳、弓丝、结扎丝。

（3）材料：抛光膏、酸蚀剂、粘结剂、树脂。

（二）术中护理

1. 清洁牙面：取适量抛光膏备用，护士使用三用枪及吸引器配合医生清洁牙面。

2. 置开口器：协助医生放置U形开口器。

3. 酸蚀、冲洗：35%磷酸酸蚀牙面，记录酸蚀时间，冲洗，配合彻底吸净口内酸蚀剂。

4. 粘接：传递沾有粘接剂的小毛刷，涂抹于酸蚀好的牙面上，光固化灯固化。

5. 托槽粘接：取适量树脂置于托槽底板传递给医生，托槽固位于牙面上，传递探针清理多余树脂，反复多次，依次粘好上、下牙列牙齿，光固化灯固化。

6. 弯制弓丝就位、结扎：传递结扎丝配合弓丝结扎，最后收集剪断结扎丝于纱布中。

（三）术后护理

1. 健康指导

（1）嘱患者不要吃过硬过黏食物，水果等食物切成小块后再放入口中，坚硬骨头或果核小心剔除后方可食用，避免发生托槽脱落现象。

（2）保持口腔卫生，每次进食后刷牙，可使用正畸专业牙刷；注意刷牙方法和刷牙效果。

（3）初戴的1～2周内牙齿可能因受力而感到轻微酸痛，咀嚼无力，会自动消失，一般无需特殊处理。如黏膜磨出口腔溃疡，可指导患者用黏膜蜡保护。

（4）为患者预约复诊时间，告知出现严重疼痛或托槽脱落等及时复诊。

2. 整理用物

分拣用物，擦拭牙椅，六步洗手法洗手。

二、托槽粘接医护配合流程

见表5-3。

表5-3 托槽粘接医护配合流程

医生操作	护理配合	所需用物	护理问题
接诊患者			
呼叫患者	1. 引导患者至椅位，系胸巾 2. 指导患者正确漱口 3. 调节舒适椅位 4. 为患者佩戴遮光镜	常规用物	
检查	1. 凡士林棉签擦拭口角 2. 棉球擦拭探针	1. 凡士林棉签 2. 棉球	患者开口时间较长，凡士林涂抹应充分
术中配合			
清洁牙面	1. 安装抛光杯 2. 取适量抛光膏 3. 使用三用枪及吸引器清理残余，保持牙面清洁 4. 及时调整灯光	1. 抛光杯 2. 抛光膏 3. 吸引器（强/弱） 4. 三用枪	1. 取抛光膏适量，避免浪费 2. 保持术野清晰
安放开口器	1. 放置U型开口器，充分暴露牙面 2. 放置棉球	1. 开口器 2. 棉球	1. 开口器窄边朝向唇侧 2. 放置时先放一侧再放另一侧，确保调整合适，对黏膜、系带无压痛 3. 记录棉球放置数量
35%磷酸酸蚀、冲洗	1. 传递酸蚀剂 2. 记录酸蚀时间 3. 吸净口腔内酸蚀剂	1. 酸蚀剂 2. 计时器	1. 冲洗时告知患者口内会有酸涩感，无需紧张 2. 吸净口内酸蚀剂，避免残留 3. 酸蚀后的牙釉质呈现白垩色，避免再次污染
涂抹粘接剂于酸蚀好的牙面上	1. 重新隔湿 2. 粘接剂滴于避光碟内 3. 预弯小毛刷 4. 沾粘接剂传递给医生 5. 牙椅灯调为弱光源 6. 光固化灯固化	1. 避光碟 2. 小毛刷 3. 粘接剂	1. 粘接剂使用后及时旋紧瓶盖，防止挥发 2. 光固化时护士需更换遮光镜
安放托槽准备	1. 根据牙位使用托槽镊夹取托槽 2. 雕刻刀取树脂置于托槽底板 3. 传递给医生	1. 避光碟 2. 树脂 3. 托槽镊 4. 托槽 5. 雕刻刀	1. 每份树脂量约小米粒大小 2. 托槽需与牙位相对应，避免传递错误

续　表

医生操作	护理配合	所需用物	护理问题
托槽就位，清理多余粘接剂	1. 托槽就位后，快速传递探针，医生清理溢出多余树脂 2. 备棉球清理探针上残留树脂 3. 逐一粘好上牙列、下牙列托槽 4. 光固化灯固化	1. 探针 2. 棉球	1. 固化时嘱患者闭眼 2. 整个过程时间较长，及时安抚患者，嘱其勿动
安装弓丝	1. 将预先弯制好的相应弓丝传递给医生 2. 就位后传递末端切断钳	末端切断钳	
结扎丝结扎，修剪	1. 将结扎丝制作成环状 2. 两把持针器轮流传递预弯好的结扎丝 3. 结扎完成后，传递刻断钳剪去过长结扎丝，反折尾部 4. 纱布收集剪断结扎丝	1. 结扎丝 2. 持针器（×2） 3. 刻断钳 4. 纱布	建议使用大块纱布，可完全收集剪断结扎丝，避免扎伤
取开口器、棉球	清点取出棉球数量		棉球数量与术前一致
术后护理			
预约复诊时间	1. 关闭灯光，推开牙椅灯源，复位 2. 为患者擦拭口角，漱口，解开胸巾 3. 移开治疗台面，引导患者离开牙椅 4. 卫生宣教 5. 整理用物，六步洗手法洗手		按四手操作要求整理用物

第三节　固定矫治器拆除及佩戴压膜保持器护理常规

一、护理措施

（一）术前护理

1. 评估

（1）患者年龄、健康状况及合作程度。

（2）诊室环境干净整齐，牙椅处于备用状态。

2. 物品准备

（1）常规用物：检查盘、口杯、吸唾管、凡士林棉签、低速直手机、低速弯手机、护目镜、纱布。

（2）特殊用物：去带环钳、去托槽钳、持针器、磨头、矽粒子。

（二）术中护理

1. 拆除托槽：去托槽钳逐个去除托槽，协助牵拉口角，及时调整灯光。

2. 松解带环：去带环钳松解带环。

3. 取出固定矫治器：持针器取出拆下的固定矫治器。

4. 去除粘接剂：磨头去除牙面残留粘接剂，吸引器（强、弱）及时吸走唾液、飞沫。

5. 牙面抛光：矽粒子磨光牙面。

6. 留取矫治后资料：治疗结束，拍摄X线片及术后照片。

7. 佩戴保持器：取模，制作压膜保持器；指导患者佩戴，交待注意事项。

（三）术后护理

1. 健康指导

（1）嘱患者遵医嘱认真佩戴保持器。一般要求患者在最初的6～12个月内全天24小时佩戴矫治器，此后的6个月只晚上使用，再后6个月隔日晚上使用一次。如此持续直至牙齿稳定。

（2）初戴保持器可有说话吐字不清、恶心等不适感，1周左右自行消失，不必担心。

（3）进食和刷牙时需取下保持器，建议放置于硬质盒内，避免丢失。

（4）保持器取下后应浸泡在冷水中，不要用热水或酒精等冲洗消毒，避免变形。

（5）保持器丢失或不能就位时需立即复诊重新制作。

（6）保持良好的口腔卫生；定期复查，保持已有效果。

2. 整理用物

分拣用物，擦拭牙椅，六步洗手法洗手。

二、固定矫治器拆除及佩戴压膜保持器医护配合流程

见表5-4。

表5-4　固定矫治器拆除及佩戴压膜保持器医护配合流程

医生操作	护理配合	所需用物	护理问题
接诊患者			
呼叫患者	1. 引导患者至椅位，系胸巾 2. 指导患者正确漱口 3. 调节舒适椅位 4. 为患者佩戴护目镜	常规用物	
检查	1. 凡士林棉签擦拭口角 2. 棉球擦拭探针	1. 凡士林棉签 2. 棉球	
术中配合			
逐个拆除托槽	1. 传递去托槽钳 2. 牵拉口角 3. 调节灯光	去托槽钳子	随时观察口内托槽去除情况，避免托槽意外脱落，患者误吞
松解带环	1. 传递去带环钳 2. 松解带环	去带环钳	整个过程嘱患者勿动，以免造成损伤
半口固定矫治器整体取出	1. 传递持针器 2. 纱布接过取出的矫治器	1. 持针器 2. 纱布	清点托槽数量，避免遗漏口中
去除牙面残留粘接剂	1. 安装磨头 2. 吸引器吸除打磨飞沫 3. 三用枪冲洗牙面，保持术野清洁	1. 慢速直手机 2. 绿砂石磨头 3. 三用枪 4. 吸引器（强、弱）	强力吸引器需对准进行打磨部位，及时吸除飞沫
抛光牙面	1. 安装硒离子 2. 使用三用枪及吸引器配合吸唾，保持牙面清洁	1. 硒离子 2. 吸引器（强/弱） 3. 三用枪	
留取矫治后资料	协助医生拍摄面𬌗像	1. 拉钩 2. 反光板	1. 拉钩时动作轻柔，避免过度牵拉 2. 注意保护反光板镜面，避免摩擦
佩戴保持器	1. 指导患者摘戴保持器 2. 告知注意事项，发放宣教小条		确认患者知晓保持器佩戴方法及注意事项
术后护理			
预约复诊时间	1. 关闭灯光，推开牙椅灯源，复位 2. 为患者擦拭口角，漱口，解开胸巾 3. 移开治疗台面，引导患者离开牙椅 4. 卫生宣教 5. 整理用物，六步洗手法洗手		按四手操作要求整理用物

第四节　无托槽隐形矫治技术护理常规

正畸无托槽隐形矫治技术采用由覆盖式矫治器与三维数字化技术结合制作出的一系列无托槽隐形矫治器。通过依次更换矫治器来逐步实现牙齿移动，最终获得排列整齐、美观的牙齿。其优点为美观、口腔卫生易于保持、无软组织刺激、椅旁时间短等。

适应证

非骨性恒牙期错殆畸形和轻度骨性错殆畸形病例。

初次就诊护理常规

一、护理措施

（一）术前护理

1. 评估

（1）患者年龄、健康状况及合作程度。

（2）诊室环境干净整齐，牙椅处于备用状态。

2. 物品准备

（1）常规用物：检查盘、口杯、吸引器、护目镜、凡士林棉签、三用枪。

（2）特殊用物：硅橡胶混合机（内含硅橡胶印模材）、硅橡胶混合枪、一次性混合头、硅橡胶雕刀、牙列专用托盘、计时器。

（3）材料：硅橡胶印模材。

（二）术中护理

1. 与患者沟通，讲解相关要求。

2. 术前资料留取：拍术前颌面像、X线片。

3. 试托盘：选择合适的牙列印模托盘予医生。

4. 二步法取模（初印）：制取硅橡胶初印模，护士使用三用枪及吸引器吸净唾液，吹干，计时。

5. 二步法取模（终印）：安装终印硅橡胶的混合枪及一次性混合头，制取终印模，计时。

（三）术后护理

1. 将模型、殆像、X线片等资料递送给相关制作公司。

2. 整理用物

分拣用物，擦拭牙椅，六步洗手法洗手。

二、无托槽隐形矫治制取模型医护配合流程

见表5-5。

表5-5 无托槽隐形矫治制取模型医护配合流程

医生操作	护理配合	所需用物	护理问题
接诊患者			
呼叫患者	1. 引导患者至椅位，系胸巾 2. 指导患者正确漱口 3. 调节舒适椅位 4. 为患者佩戴护目镜	常规用物	
检查	1. 凡士林棉签擦拭口角 2. 棉球擦拭探针	1. 凡士林棉签 2. 棉球	
术中配合			
术前拍片	协助医生拍摄面𬌗像	1. 拉钩 2. 反光板	拉钩时动作轻柔，避免过度牵拉 注意保护反光板镜面，避免摩擦
试托盘	1. 选择合适的上、下颌托盘 2. 协助试戴	牙列印模托盘	
二步法取模 （初印）	1. 三用枪吹干口内全牙列 2. 将托盘置于硅橡胶混合机口，挤出少量硅橡胶弃去 3. 将硅橡胶从托盘一侧开始向另一侧铺满牙列，上面用薄膜覆盖，传递给医生 4. 计时	1. 三用枪 2. 硅橡胶混合机 3. 塑料薄膜（备用） 4. 计时器	1. 为防止制取时产生气泡，三用枪需吹干全牙列及口腔 2. 从托盘一侧磨牙后区开始至另一侧磨牙区均匀取满硅橡胶 3. 硅橡胶要适量，过少取出的印模不完整，过多造成浪费 4. 根据医师习惯，少数将医用薄膜覆盖初印模后再制取
修整初印模	传递硅橡胶雕刀，刮出必要龈沟	硅橡胶雕刀	
取模 （终印）	1. 吹干全牙列 2. 安装硅橡胶枪及一次性混合头 3. 将适量终印模打在初印模上传递 4. 计时 5. 登记并递送模型、𬌗像、X线片等材料至相关制作公司	1. 三用枪 2. 硅橡胶枪 3. 一次性混合头 4. 计时器	1. 按材料说明书准确计时 2. 注射时注射枪头应进入印模材料之中，防止期间产生气泡
术后护理			
预约复诊时间	1. 关闭灯光，推开牙椅灯源，复位 2. 为患者擦拭口角，漱口，解开胸巾 3. 移开治疗台面，引导患者离开牙椅 4. 整理用物，六步洗手法洗手	按四手操作要求整理用物	

附件粘接护理常规

一、护理措施

（一）术前护理

1. 评估

（1）患者年龄、健康状况及合作程度。

（2）诊室环境干净整齐，牙椅处于备用状态。

2. 物品准备

（1）常规用物：检查盘、口杯、吸引器、凡士林棉签、遮光镜、三用枪、高速手机、低速手机、计时器。

（2）特殊用物：开口器、抛光杯、小毛刷、避光碟、雕刻刀。

（3）材料：抛光膏、酸蚀剂、粘接剂、树脂。

（二）术中护理

1. 置开口器：传递粘接模板，协助医生放置开口器。

2. 清洁牙面：取适量抛光膏备用，护士使用三用枪及吸引器配合医生清洁需要粘接附件的牙齿表面。

3. 酸蚀、冲洗：记录酸蚀时间，配合彻底吸净口内酸蚀剂。

4. 粘接：粘接剂滴于避光碟内，传递沾有粘接剂的小毛刷，光固化灯固化。

5. 树脂附件粘接：取适量树脂传递给医生，传递探针清理多余树脂，协助固定粘接模板。反复多次，光固化灯固化。

6. 去除多余树脂：护士使用三用枪及吸引器配合吸唾。

7. 试戴矫治器：取下开口器，协助试戴。

（三）术后护理

1. 健康指导

（1）按医嘱顺序佩戴矫治器，每副矫治器佩戴时间2周，每天至少20小时。

（2）初戴矫治器可有口齿不清、恶心等不适感，1周后多自行消失，不必担心。

（3）为保证较长的佩戴时间，利于更好的牙齿移动效果，建议每次睡前更换下一副新的矫治器，保留好更换的矫治器并按序号放回原袋子。

（4）刷牙和进食时需取下矫治器，建议放在硬质盒内，避免丢失。

（5）矫治器取下时需用清水和牙刷清洁，避免使用热水、牙膏、漱口水或其他清洁剂清洗，避免变形。

（6）佩戴矫治器期间避免喝有色液体，以防着色。

（7）佩戴矫治器期间若发生过敏、牙周炎、口腔溃疡等不良反应，应立即停止佩戴，及时就医。

（8）佩戴矫治器期间出现牙齿酸痛、感觉受压等症状，属正常现象。

（9）遵医嘱佩戴橡皮圈，定期复查。

（10）随身携带一副矫治器，遇矫治器丢失时及时补救。

2. 整理用物

分拣用物，擦拭牙椅，六步洗手法洗手。

二、无托槽隐形矫治附件粘接医护配合流程

见表5-6。

表5-6　无托槽隐形矫治附件粘接医护配合流程

医生操作	护理配合	所需用物	护理问题
接诊患者			
呼叫患者	1. 引导患者至椅位，系胸巾 2. 指导患者正确漱口 3. 调节舒适椅位 4. 为患者佩戴遮光镜	常规用物	
检查	1. 凡士林棉签擦拭口角 2. 棉球擦拭探针	1. 凡士林棉签 2. 棉球	
术中配合			
安置开口器	1. 放置开口器 2. 放置棉球 3. 放置粘接模版	1. 开口器 2. 棉球 3. 粘接模版	1. 开口器窄边朝向唇侧 2. 放置时先放一侧再放另一侧，确保调整合适，对黏膜、系带无压痛 3. 记录棉球放置数量
清洁牙面	1. 安装抛光杯 2. 取适量抛光膏 3. 使用三用枪及吸引器清理残余，保持牙面清洁 4. 及时调整灯光	1. 抛光杯 2. 抛光膏 3. 吸引器（强/弱） 4. 三用枪	取抛光膏适量，避免浪费
35%磷酸酸蚀、冲洗	1. 传递酸蚀剂 2. 记录酸蚀时间 3. 吸净口腔内酸蚀剂	1. 酸蚀剂 2. 计时器	1. 冲洗时告知患者口内会有酸涩感，无须紧张 2. 吸净口内酸蚀剂，避免残留 3. 酸蚀后的牙釉质呈现白垩色，避免再次污染
涂抹粘接剂并吹匀	1. 重新隔湿 2. 粘接剂滴于避光碟内 3. 预弯小毛刷 4. 传递沾有粘接剂的小毛刷 5. 牙椅灯调为弱光源 6. 光固化灯固化	1. 避光碟 2. 小毛刷 3. 粘接剂	1. 粘接剂使用后及时旋紧瓶盖，防止挥发 2. 粘接剂按说明书保存 3. 光固化时护士需更换遮光镜

医生操作	护理配合	所需用物	护理问题
粘接树脂附件	1. 取适量树脂于避光碟内，分成若干份 2. 雕刻刀取树脂 3. 传递给医生	1. 避光碟 2. 树脂 3. 雕刻刀	1. 每份树脂量与粘接模板大小相匹配 2. 及时吸唾，避免唾液污染，影响粘接效果
清理多余粘接剂	1. 传递探针 2. 棉球清理探针上残余树脂 3. 逐个附件粘接 4. 固定好粘接模板 5. 光固化灯固化	1. 探针 2. 棉球	固化时嘱患者闭眼
调整，去除溢出树脂	1. 取下粘接模板 2. 安装车针 3. 使用三用枪及吸引器清理残余，保持牙面清洁	1. 高速手机 2. 车针 3. 三用枪 4. 吸引器（强、弱）	
试戴矫治器	1. 取出开口器、棉球 2. 清点棉球数量 3. 协助佩戴		棉球数量与术前一致
术后护理			
预约复诊时间	1. 关闭灯光，推开牙椅灯源，复位 2. 为患者擦拭口角，漱口，解开胸巾 3. 移开治疗台面，引导患者离开牙椅 4. 卫生宣教 5. 整理用物，六步洗手法洗手		按四手操作要求整理用物

第六章

口腔颌面外科护理操作常规

第一节　心电监护下牙齿拔除术护理常规

一、适应证

1. 牙周病等造成的牙周组织、牙槽骨严重破坏而无法修复者。
2. 阻生齿反复引起冠周炎或颌面部间隙感染或造成邻牙龋坏者。
3. 因外伤劈裂或折断至牙颈部以下或跟折断不能治疗或修复者。
4. 错位牙及正畸牙造成畸形，根据正畸治疗需要拔除者。
5. 乳牙滞留影响恒牙萌出者。
6. 恶性肿瘤放疗前，拟照射区的患病牙及引起颌骨骨髓炎、牙源性上颌窦炎等病灶牙。
7. 患者有以上问题需要拔牙且年纪较大及患有心脑血管疾病。

二、禁忌证

1. 重症高血压、心力衰竭、心肌梗死及心绞痛频繁发作者。
2. 患有血友病、白血病、恶性贫血及坏血病等血液病患者。
3. 口腔恶性肿瘤患者，牙位于恶性肿瘤病变区，不可单纯拔牙。
4. 患有糖尿病未经控制的患者。
5. 患有口腔颌面部急性感染的患者；疲劳过度、饥饿、紧张恐惧及妇女月经期。
6. 易流产易早产的孕妇；严重的慢性疾病。

三、护理措施

（一）术前护理

1. 评估

（1）患者年龄、健康状况及合作程度。

（2）诊室环境干净整齐，牙椅处于备用状态。

2. 物品准备

（1）常规用物：检查盘、口杯、吸唾管、纱球、消毒棉签、凡士林棉签、护目镜。

（2）特殊用物：螺旋注射器及针头、牙挺、牙钳、刮匙、牙龈分离器、心电监护仪。

（3）药品：盐酸利多卡因注射液。

（二）术中护理

1. 连接心电监护仪器，记录各项指标。

2. 局部麻醉：抽取麻醉药，与医生再次核对。传递消毒棉签及注射器，及时吸唾，调整灯光。

3. 牙龈分离：传递牙龈分离器，吸唾保持术野清晰。

4. 拔除牙齿：传递牙梃、牙钳，梃松牙根，拔出牙齿，密切监测观察各项指标。

5. 复位牙龈、牙槽窝，传递纱球，医嘱。

（三）术后护理

1. 健康指导

（1）术后观察30分钟后，无特殊情况方可离开。

（2）术后咬紧纱球30～40分钟，24小时不刷牙漱口，以免血凝块脱落引起出血，影响愈合。

（3）术后2小时可进食温凉软食或流质饮食，避免过热、辛辣刺激饮食。

（4）术后避免吐口水、舌舔拔牙窝及反复吸吮拔牙窝，以免由于增加口腔负压引起出血。

（5）术后24小时内，有少量渗血属于正常现象；若有明显的血块、发热等症状时应及时复诊。

（6）遵医嘱用药。

（7）若有缝线，常规7～10天拆线。

2. 整理用物

分拣用物，擦拭牙椅，六步洗手法洗手。

四、心电监护下牙齿拔除术医护配合流程

见表6-1。

表6-1　心电监护下牙齿拔除术医护配合流程

医生操作	护理配合	所需用物	护理问题
	接诊患者		
呼叫患者	1. 引导患者至椅位，系胸巾 2. 指导患者正确漱口 3. 调节舒适椅位 4. 为患者佩戴护目镜	常规用物	
检查	1. 凡士林棉签擦拭口角 2. 连接心电监护仪	1. 凡士林棉签 2. 心电监护仪	注意各项指标情况，并记录
	术中配合		
局部麻醉	1. 抽取麻醉药 2. 表麻棉签、注射器传递给医生 3. 及时吸唾，调节灯光	1. 表麻膏 2. 棉签 3. 注射器及针头 4. 盐酸利多卡因注射液 5. 吸唾管	1. 与医生核对麻醉药的名称、浓度、剂量、有效期 2. 安抚患者

续 表

医生操作	护理配合	所需用物	护理问题
牙龈分离	1. 传递牙龈分离器 2. 及时吸唾，保持术野清晰	牙龈分离	注意无菌原则
梃松牙根，拔出牙齿	1. 传递合适的牙梃、牙钳，随时调节灯光 2. 牙齿拔出后搔刮 3. 传递纱球，嘱咬紧	1. 牙梃 2. 牙钳 3. 刮匙 4. 纱球	1. 严格按照无菌操作将物品打开 2. 随时观察心脏及血压的变化
术后护理			
	1. 关闭灯光，推开牙椅灯源，复位 2. 为患者擦拭口角，解开胸巾 3. 移开治疗台面，引导患者离开牙椅 4. 卫生宣教 5. 整理用物，六步洗手法洗手		按四手操作要求整理用物

第二节　复杂牙（阻生齿）拔除术护理常规

一、适应证

1. 已发生冠周炎或引起临牙远中龋坏者。
2. 已引起食物嵌塞、咬颊黏膜者。
3. 有盲袋与口腔相通着，多有慢性冠周炎，建议拔除。

二、护理措施

（一）术前护理

1. 评估

（1）患者年龄、健康状况及合作程度。

（2）诊室环境干净整齐，牙椅处于备用状态。

2. 物品准备

（1）常规用物：检查盘、口杯、消毒棉签、纱球、护目镜、吸唾管。

（2）特殊用物：阿替卡因肾上腺注射液注射器及针头、拔牙套（刀柄、牙龈分离器、刮匙、剥离子、持针器、血管钳、小剪刀、金属吸唾管）、牙梃、高速手机、车针、刀片、缝线。

（3）药品：阿替卡因肾上腺注射液。

（二）术中护理

1. 局部麻醉：安装注射器，协助牵拉口角，随时调节灯光。

2. 切开翻瓣：切开覆盖牙龈，剥离子充分剥离牙龈，及时吸净血液，保持术野清晰。

3. 切段牙冠增隙：剥离子协助剥离牙龈，高速涡轮手机切断牙冠，协助牵拉口角或抵挡舌底，及时吸除血液、唾液，调整灯光，保持术野清晰。

4. 拔除牙齿：传递合适牙梃、牙钳，保护患者下颌关节，保持术野清晰。

5. 缝合：搔刮拔牙窝，牵拉口角协助缝合，剪线。

（三）术后护理

1. 健康指导

（1）术后咬紧纱球30～40分钟，24小时内不刷牙不漱口，避免血凝块脱落引起出血，影响愈合。

（2）术后2小时可进食温凉软食或流质饮食，避免过热、辛辣刺激饮食。

（3）术后避免吐口水、舌舔拔牙窝及反复吸吮拔牙窝，以免由于增加口腔负压，引起出血。

（4）术后24小时内有少量渗血属于正常现象；若有明显的血块、发热等症状应及时复诊。

（5）遵医嘱服用抗生素、镇痛药。

（6）常规7～10天拆线。

2. 整理用物

分拣用物，擦拭牙椅，六步洗手法洗手。

三、复杂牙（阻生齿）拔除术医护配合流程

见表6-2。

表6-2　复杂牙（阻生齿）拔除术医护配合流程

医生操作	护理配合	所需用物	护理问题
接诊患者			
呼叫患者	1. 引导患者至椅位，系胸巾 2. 指导患者正确漱口 3. 调节舒适椅位 4. 为患者佩戴护目镜	常规用物	
检查	1. 凡士林棉签擦拭口角 2. 棉球擦拭探针	1. 凡士林棉签 2. 棉球	
术中配合			
局部浸润麻醉或传导阻滞麻醉	1. 安装注射器 2. 传递消毒棉签及麻醉药 3. 及时吸唾，调整灯光	1. 卡局式注射器 2. 阿替卡因肾上腺注射液 3. 消毒棉签	1. 核对药品名称、有效期 2. 注射器在胸部传递 3. 注射器各关节连接紧密
切开牙龈，充分暴露阻生齿及覆盖骨组织	1. 安装刀片，传递医生 2. 牵拉口角，及时吸净血液，保持术野清晰 3. 传递牙龈分离器、剥离子协助剥离牙龈	1. 刀片 2. 拔牙套	1. 为避免患者张口过度，可在非工作区放置咬合垫 2. 及时调整灯光 3. 注意观察患者表情，适当安抚
涡轮钻去除覆盖阻生齿骨组织，切断牙冠	1. 安装涡轮钻 2. 牵拉口角或抵挡舌体，及时吸除血液、唾液 3. 随时调整灯光，保持术野清晰	涡轮钻	注意保护患者舌体，避免意外刮伤
牙挺挺松牙齿，牙钳拔除剩余牙根	1. 传递合适牙挺 2. 及时吸净术区血液 3. 传递牙钳	1. 牙挺 2. 牙钳	1. 使用牙挺时半握拳托护下颌关节下缘保护下颌关节 2. 密切观察患者情况，如有不适及时停止
创口搔刮，牙槽骨修整	1. 传递刮匙，及时吸净血液 2. 传递纱球进行拔牙窝复位 3. 必要时创口冲洗	1. 刮匙 2. 纱球 3. 冲洗器	1. 保持术野清晰 2. 避免多度吸引拔牙窝，引发干槽症
创口缝合	1. 传递持针器、血管钳 2. 牵拉口角，保持术野清晰 3. 配合剪线 4. 传递纱球，医嘱	1. 缝线 2. 持针器 3. 血管钳 4. 剪刀 5. 纱球	

续　表

医生操作	护理配合	所需用物	护理问题
		术后护理	
	1. 关闭灯光，推开牙椅灯源，复位 2. 为患者擦拭口角，解开胸巾 3. 移开治疗台面，引导患者离开牙椅 4. 卫生宣教 5. 整理用物，六步洗手法洗手	按四手操作要求整理用物	

第三节 局部牙槽突整形术护理常规

牙槽突整形术主要去除妨碍戴义齿的牙槽突上骨突起部分。手术应在拔牙后2～3个月后，拔牙基本愈合，牙槽突处于稳定阶段时进行。注意勿去除过多，以免影响牙槽突应有的高度和宽度，不利于义齿的固位。

一、适应证

1. 牙槽突表面较明显的骨尖和骨嵴，用手指触摸有尖锐感或有明显的压痛。
2. 上颌结节或下颌舌侧隆突过大，妨碍义齿戴入者。
3. 上颌牙槽前突或过长，妨碍义齿排列牙颌关系者。

二、护理措施

（一）术前护理

1. 评估

（1）患者年龄、健康状况及合作程度。

（2）诊室环境干净整齐，牙椅处于备用状态。

2. 物品准备

（1）常规用物：检查盘、口杯、吸引器、消毒棉签、纱球、75%酒精棉球、纱布、无菌洞巾、无菌手套、注射器、高速手机。

（2）特殊用物：阿替卡因肾上腺注射液注射器及针头（5ml螺旋注射器及针头）、活检包（血管钳、持针器、刀柄、剪刀、镊子）、骨膜分离器、单面骨凿、骨锤、咬骨钳、骨锉、无菌药杯、口角拉钩。

（3）材料：缝线、刀片、生理盐水。

（4）药品：阿替卡因肾上腺注射液或利多卡因。

（二）术中护理

1. 局部麻醉：同常规局部麻醉。

2. 切开黏膜，分离牙龈，暴露牙槽突：及时吸净术区血液，骨膜分离器协助剥离牙龈。

3. 骨凿去骨，挫平骨面：使用吸引器吸净术区血液，生理盐水冲洗清除骨屑。

4. 严密缝合：同常规缝合。

（三）术后护理

1. 健康指导

（1）术后纱球压迫30分钟后吐出，达到加压止血的效果。

（2）术后2小时后可进食半流食或软食，避免过硬过热，避免患侧咀嚼。

（3）术后唾液出现粉红色、局部肿痛属正常现象，无须处理。

（4）禁烟禁酒，保持口腔卫生。

（5）遵医嘱按需服用抗生素、镇痛药，7～10天拆线。

（6）不适随诊。

2. 整理用物

分拣用物，擦拭牙椅，六步洗手法洗手。

三、牙槽突整形术医护配合流程

见表6-3。

表6-3　牙槽突整形术医护配合流程

医生操作	护理配合	所需用物	护理问题
接诊患者			
呼叫患者	1. 引导患者至椅位，系胸巾 2. 指导患者正确漱口 3. 调节舒适椅位 4. 为患者佩戴护目镜	常规用物	若为老年人，术前需连接心电监护仪
检查	凡士林棉签擦拭口角	凡士林棉签	
术中配合			
局部浸润麻醉或传导阻滞麻醉	1. 安装注射器 2. 传递消毒棉签及麻醉药 3. 及时吸唾，调整灯光	1. 卡局式注射器 2. 阿替卡因肾上腺注射液 3. 消毒棉签	1. 核对药品名称、有效期 2. 注射器在胸部传递 3. 注射器各关节连接紧密
口外消毒	1. 准备碘伏纱球 2. 必要时进行酒精托碘	1. 纱球 2. 75%酒精 3. 碘伏	消毒范围：上至眼眶下缘，下至颌部下缘
口内消毒	准备碘伏纱球，依次对术区及口腔内消毒	1. 纱球 2. 碘伏	
穿手术衣、铺巾	1. 协助医生穿手术衣、戴无菌手套 2. 盖洞巾、铺治疗巾 3. 打开器械包 4. 按顺序摆放手术器械	1. 无菌手术衣 2. 无菌手套 3. 洞巾 4. 治疗巾 5. 活检包	1. 铺巾与手术区域相连形成一个无菌区域 2. 注意无菌原则
切开黏膜，分离牙龈，暴露牙槽突	1. 安装刀片 2. 吸净术区血液 3. 传递骨膜分离器 4. 协助剥离牙龈，牵拉口角	1. 吸引器 2. 骨膜分离器 3. 口角拉钩	1. 随时调整灯光，保持术区清晰 2. 注意无菌原则
骨凿去骨，挫平骨面	1. 传递骨凿，协助击锤去骨 2. 传递骨锉 3. 生理盐水冲洗术区，清除骨屑 4. 必要时安装车针，进行骨面修整	1. 单面骨凿 2. 骨锤 3. 骨锉 4. 注射器 5. 吸引器 6. 咬骨钳（必要时） 7. 高速手机（必要时）	1. 密切观察患者表情，若有异常及时向医生报告并做出相应的处置 2. 击锤时，腕部用力，力量适中，避免去骨过多 3. 下牙槽嵴手术时，应用左手向上托住下颌角

续　表

医生操作	护理配合	所需用物	护理问题
创口缝合，纱球压迫止血	1. 传递持针器、血管钳 2. 牵拉口角，保持术野清晰 3. 配合剪线 4. 传递纱球，医嘱	1. 缝线 2. 持针器 3. 血管钳 4. 剪刀 5. 纱球	
术后护理			
	1. 关闭灯光，推开牙椅灯源，复位 2. 为患者擦拭口角，撤走洞巾，解开胸巾 3. 移开治疗台面，引导患者离开牙椅 4. 卫生宣教 5. 整理用物，六步洗手法洗手		按四手操作要求整理用物

第四节　门诊小肿物切除术护理常规

一、护理措施

（一）术前护理

1. 评估

（1）患者年龄、健康状况及合作程度。

（2）诊室环境干净整齐，牙椅处于备用状态。

2. 物品准备

（1）常规用物：检查盘、口杯、纱球。

（2）特殊用物：卡局势注射器及针头、切开缝合包（刀柄、持针器、血管钳、剪刀）、无菌洞巾、无菌手套、纱布、金属吸引器、病理瓶、划线笔。

（3）材料：刀片、缝线。

（4）药品：阿替卡因肾上腺素、75%酒精。

（二）术中护理

1. 肿物划线定位：准备划线笔，将肿物进行画线标记。

2. 局部麻醉，口外消毒、铺巾。

3. 切除肿物：及时吸净术区血液，协助牵拉口角或黏膜瓣，纱布止血。

4. 缝合伤口：同常规缝合。

5. 送病理检查：将标本放入标本固定液瓶内（福尔马林），并在标本瓶上注明患者的姓名、性别、年龄等，同病理检查单一同交病理科。

（三）术后护理

1. 健康指导

（1）术后2小时进食温凉的流质或半流食，避免辛辣刺激、过热。

（2）注意口腔卫生，及时漱口。

（3）遵医嘱5～7天拆线，如有肿胀、出血不止等不适，随时就诊。

2. 整理用物

分拣用物，擦拭牙椅，六步洗手法洗手。

二、门诊小肿物切除术医护配合流程

见表6-4。

表6-4 门诊小肿物切除术医护配合流程

医生操作	护理配合	所需用物	护理问题
接诊患者			
呼叫患者	1. 引导患者至椅位，系胸巾 2. 指导患者正确漱口 3. 调节舒适椅位	常规用物	若为老人，术前需连接心电监护仪
检查，肿物划线定位（口外切口）	传递划线笔	划线笔	
术中配合			
局部浸润麻醉或传导阻滞麻醉	1. 安装注射器 2. 传递消毒棉签及麻醉药 3. 及时吸唾，调整灯光	1. 卡局式注射器 2. 阿替卡因肾上腺注射液 3. 消毒棉签	1. 核对药品名称、有效期 2. 注射器在胸部传递 3. 注射器各关节连接紧密
口外消毒	1. 准备碘伏纱球 2. 必要时进行酒精托碘	1. 纱球 2. 75%酒精 3. 碘伏	消毒范围：上至眼眶下缘，下至颌部下缘
穿手术衣、铺巾	1. 协助医生穿手术衣、戴无菌手套 2. 盖洞巾、铺治疗巾 3. 打开器械包 4. 按顺序摆放手术器械	1. 无菌手术衣 2. 无菌手套 3. 洞巾 4. 治疗巾 5. 活检包	1. 铺巾与手术区域相连形成一个无菌区域 2. 注意无菌原则
切口设计，剥离组织，切除肿物	1. 安装刀片 2. 及时吸净术区血液，保持视野清晰 3. 必要时纱布协助止血	1. 金属吸唾管 2. 纱布	需要病理检查，将标本放入标本固定液瓶内（福尔马林），应在标本瓶上注明患者的姓名、性别、年龄等，连同病理检查单一同交病理科。
创口缝合，纱布压迫止血（包扎）	1. 传递持针器、血管钳 2. 牵拉口角，保持术野清晰 3. 配合剪线 4. 传递纱布，配合压迫止血（包扎）	1. 缝线 2. 持针器 3. 血管钳 4. 剪刀 5. 纱布	
术后护理			
预约复诊时间	1. 关闭灯光，推开牙椅灯源，复位 2. 为患者擦拭口角，撤走洞巾，解开胸巾 3. 移开治疗台面，引导患者离开牙椅 4. 卫生宣教 5. 整理用物，六步洗手法洗手		按四手操作要求整理用物

第七章

口腔种植技术护理操作常规

第一节　种植体植入术护理常规

一、护理措施

（一）术前护理

1. 评估

（1）患者年龄、健康程度（有无全身系统疾病、有无药物过敏史）及合作程度。

（2）评估患者口腔卫生情况，查看化验结果，打开患者口腔影像片。

（3）手术室环境干净整齐，30分钟内停止打扫；术前1小时空气紫外线消毒；牙椅处于备用状态。

2. 物品准备

（1）常规用物：消毒棉签、凡士林棉签、刀片、缝线、冲洗器。

（2）局部麻醉用物：复方利多卡因乳膏、阿替卡因、STA麻醉仪。

（3）消毒用物：消毒包（弯盘2个、艾丽斯2个、巾钳3个、无菌纱球6个）、75%酒精、醋酸氯已定。

（4）无菌用物：包头巾、铺巾、台上巾、孔巾、手术衣、无菌手套、无菌持物罐。

（5）手术用物：器械包（刀柄、剥离子、牙龈刀、金属吸引管、大剪大、小剪刀、血管钳、持针器、口镜、口角拉钩、刮匙、牙周探针、组织镊）、无菌碗、种植机、种植手机、护机套、吸引管、冷却水管、工具盒、植体。

（6）手术用药：生理盐水、灭菌注射用水、药用漱口液、消炎药、镇痛药。

（7）特殊用物：空气消毒机、心电监护仪。

3. 其他准备

（1）向患者讲解手术过程及注意事项等，减轻其焦虑和恐惧心理。

（2）留取患者术前口内资料，术前口内正、侧面咬合照、缺失牙列的颌像。

（3）为患者穿戴刷手服、手术帽，更换拖鞋，引导患者进手术室。

（4）遵医嘱术前服药，预防感染；漱口液漱口，连接心电监护。

（二）术中护理

1. 消毒铺巾：75%酒精口外消毒，漱口液口内消毒，铺巾。

2. 局部麻醉：准备表麻膏棉签，连接STA麻醉仪，医生进行麻醉。

3. 切开翻瓣：安装刀片，护士使用剥离子、吸引器配合翻瓣，吸净血液，保持术区清晰。

4. 逐级备洞：依次传递不同型号车针进行备洞，合理摆放手术器械，及时吸唾。

5. 植入植体：遵医嘱准备植体并再次核对规格型号，口角拉钩及剥离子牵拉口角及黏膜瓣。准备相应规格的愈合基台或封闭螺丝传递螺丝刀。

6. 严密缝合：口角拉钩牵拉口角，充分暴露术野，配合剪线。

（三）术后护理

1. 健康指导

（1）术后2小时可进食温软食物，避免过热过硬和辛辣刺激食物，避免患侧咀嚼。

（2）术后24小时内局部可冷敷。

（3）术后注意休息，当天不要驾车，避免剧烈运动，禁烟禁酒。

（4）做上颌窦提升术患者，术后不要用力鼻涕、打喷嚏和剧烈咳嗽。

（5）保持口腔卫生，遵医嘱术后服用消炎药、镇痛药、漱口水等。

（6）常规术后7～10天拆线。

2. 整理用物

分拣用物，清点手术器械和敷料；擦拭牙椅，手术室紫外线消毒1小时备用；六步洗手法洗手。

二、种植体植入术医护配合流程

见表7-1。

表7-1 种植体植入术医护配合流程

医生操作	护理配合	所需用物	护理问题
接诊患者			
了解病情，查看口腔影像	1. 为患者更换刷手服、帽子、鞋套 2. 引导至手术室椅位，遵医嘱术前口服药，漱口液漱口 3. 连接心电监护 4. 调节舒适体位	1. 刷手服 2. 帽子 3. 鞋套 4. 口服药 5. 含漱液 6. 心电监护仪	1. 术前向患者讲解治疗的主要过程及注意事项，取得配合 2. 嘱患者不要紧张，如有不适请示意 3. 记录术前生命体征
消毒-铺巾-穿手术衣	1. 凡士林棉签擦拭口角 2. 打开消毒包，75%酒精纱球进行口外消毒，醋酸氯己定溶液纱球消毒口内 3. 打开包头巾及铺巾 4. 协助医生穿手术衣，戴无菌手套	1. 凡士林棉签 2. 75%酒精 3. 纱球 4. 醋酸氯己定 5. 包头巾 6. 治疗巾 7. 手术衣 8. 无菌手套	1. 凡士林棉签润滑口角，防止口镜牵拉造成患者痛苦 2. 注意无菌原则 3. 口外消毒面积：上至眼眶下缘，下至颌部下缘

医生操作	护理配合	所需用物	护理问题
术中配合			
局部麻醉	1. 传递消毒棉签 2. 安装麻醉药 3. 传递医生 4. 及时调整灯光	1. 消毒棉签 2. 卡局式注射器及针头	1. 核对麻醉药的名称、浓度、剂量、有效期 2. 注射器各关节连接紧密 3. 安抚患者
连接种植机	1. 连接种植机马达线、给水管、生理盐水及手机 2. 安装球钻,检查冷却水畅通 3. 协助连接一次性吸引管 4. 调节灯光	1. 种植机 2. 马达线 3. 生理盐水 4. 给水管 5. 种植手机 6. 一次性吸引管	1. 注意无菌原则 2. 根据手术需要,调节种植机转速、水量等各项参数 3. 生理盐水建议冷藏后使用
沿缺牙区牙槽嵴做切口,剥离牙龈,暴露骨面	1. 安装刀片 2. 及时吸净血液,保持术区清晰 3. 传递刮匙、剥离子协助翻瓣 4. 牵拉口角	1. 器械盒 2. 刀片	
逐级种植窝制备	1. 传递球钻修整骨面,先锋钻种植窝洞定位 2. 扩孔钻按型号依次逐级预备窝洞 3. 传递指示杆,测量种植体方向 4. 传递测深杆,测量窝洞深度 5. 随时调整灯光,及时吸净血液,保持视野清晰	1. 器械包 2. 无菌碗 3. 种植手机 4. 工具盒	1. 逐级备洞的过程中,安装各种钻针时应复述口头医嘱,确认后再递予术者 2. 协助医生调整种植机转速 3. 手术过程中协助牵拉,充分暴露视野 4. 巡回护士注意生理盐水使用量,及时更换
植入种植体	1. 与医生核对种植体型号 2. 打开种植体包装 3. 牵拉口角及黏膜瓣 4. 遵医嘱准备相应覆盖螺丝或愈合基台 5. 传递螺丝刀 6. 生理盐水冲洗	1. 植体 2. 扭力扳手 3. 取钉器 4. 螺丝刀 5. 覆盖螺丝或愈合帽 6. 冲洗器	1. 打开种植体之前需再次医生核对型号 2. 注意无菌原则 3. 种植体植入时,器械不可触碰到种植体表面 4. 注意调节种植机转速及扭矩 5. 粘贴高值耗材相关贴码
严密缝合	1. 传递持针器、缝合镊 2. 配合剪线	1. 持针器 2. 缝合镊 3. 剪刀	
术后护理			
预约复诊时间	1. 关闭灯光,推开牙椅灯源,移走铺巾复位 2. 为患者擦拭口角,解开胸巾 3. 移开治疗台面,引导患者离开牙椅 4. 引导患者拍口腔影像 5. 卫生宣教 6. 整理用物,六步洗手法洗手		1. 按四手操作要求整理用物 2. 双人清点器械及敷料数量

第二节　种植体植入二期手术护理常规

埋入式种植体植入后3～6个月即可行二期手术，暴露种植体，连接愈合基台，引导软组织袖口形成。

一、护理措施

（一）术前护理

1. 评估

（1）患者年龄、健康程度（有无全身系统性疾病、有无药物过敏史）及合作程度。

（2）评估患者口腔卫生情况，打开患者口腔影像片。

（3）手术室环境干净整齐，30分钟内停止打扫；术前1小时空气紫外线消毒；牙椅处于备用状态。

2. 物品准备

（1）常规用物：消毒棉签、凡士林棉签、刀片、缝线、冲洗器。

（2）局部麻醉用物：复方利多卡因乳膏、阿替卡因、STA麻醉仪。

（3）消毒用物：消毒包（弯盘2个、艾丽斯2个、巾钳3个、无菌纱球6个）、75%酒精、醋酸氯己定。

（4）无菌用物：包头巾、铺巾、台上巾、手术衣、无菌手套、无菌持物罐。

（5）手术用物：器械包（刀柄、剥离子、牙龈刀、金属吸引管、大剪大、小剪刀、血管钳、持针器、口镜、口角拉钩、刮匙、牙周探针、组织镊）、工具盒、无菌碗、吸引管、螺丝刀、扳手、愈合基台。

（6）手术用药：生理盐水、灭菌注射用水、药用漱口液、消炎药、镇痛药。

（7）特殊用物：空气消毒机、心电监护仪。

3. 其他准备

（1）向患者讲解手术过程及注意事项等，减轻其焦虑和恐惧心理。

（2）为患者穿戴刷手服、手术帽，更换拖鞋，引导患者进手术室。

（3）遵医嘱术前服药，预防感染；漱口液漱口，连接心电监护。

（二）术中护理

1. 切口黏膜达种植体覆盖螺丝表面：安装刀片，协助洗净血液，骨膜分离器分离器协助黏膜，保持术野清晰，传递刮匙去除覆盖于覆盖螺丝上的多余骨质。

2. 取出覆盖螺丝：传递螺丝刀取下覆盖螺丝，生理盐水冲洗种植体内腔及周围组织。

3. 根据种植位点和黏膜厚度选择合适愈合基台安装：吹干基台连接区，剥离牙龈，协助安装基台。

4. 修整软组织，缝合：黏膜复位，传递齿镊及持针器协助缝合，生理盐水冲洗术区。

（三）术后护理

1. 健康指导

（1）按医嘱服药使用漱口水，术后7～14天拆线。

（2）术后6～8周可进行修复。

（3）其余同I期手术。

2. 整理用物

分拣用物，清点手术器械和敷料；擦拭牙椅，手术室紫外线消毒1小时备用；六步洗手法洗手。

二、种植体植入二期手术医护配合流程

见表7-2。

表7-2　种植体植入二期手术医护配合流程

医生操作	护理配合	所需用物	护理问题
接诊患者			
查看I期术后口腔影像	1. 为患者更换刷手服、帽子、鞋套 2. 引导至手术室椅位，遵医嘱术前口服药、漱口液漱口 3. 连接心电监护 4. 调节舒适体位	1. 刷手服 2. 帽子 3. 鞋套 4. 口服药 5. 含漱液 6. 心电监护	1. 术前向患者讲解治疗的主要过程及注意事项，取得配合 2. 嘱患者不要紧张，如有不适请示意 3. 记录术前生命体征
消毒-铺巾-穿手术衣	1. 凡士林棉签擦拭口角 2. 打开消毒包，75%酒精纱球进行口外消毒，醋酸氯己定纱球消毒口内 3. 打开包头巾及铺巾 4. 协助医生穿手术衣，戴无菌手套	1. 凡士林棉签 2. 75%酒精 3. 纱球 4. 醋酸氯己定 5. 包头巾 6. 治疗巾 7. 手术衣 8. 无菌手套	1. 凡士林棉签润滑口角，防止口镜牵拉造成患者痛苦 2. 注意无菌原则 3. 口外消毒面积：上至眼眶下缘，下至颌部下缘
术中配合			
局部麻醉	1. 传递消毒棉签 2. 安装麻醉药 3. 传递医生 4. 及时调整灯光	1. 消毒棉签 2. 卡局式注射器及针头	1. 核对麻醉药的名称、浓度、剂量、有效期 2. 注射器各关节连接紧密 3. 安抚患者
切开黏膜达种植体覆盖螺丝表面	1. 安装刀片 2. 吸净术区血液 3. 传递骨膜分离器，协助分离牵拉黏膜	器械包	
去除覆盖于覆盖螺丝上的多余骨质，取下覆盖螺丝	1. 传递刮匙 2. 吸净多余骨质 3. 传递螺丝刀取下覆盖螺丝	1. 工具盒 2. 螺丝刀	覆盖螺丝比较小，可用纱布包裹，避免误吞

续　表

医生操作	护理配合	所需用物	护理问题
冲洗种植体内腔及组织	1. 传递生理盐水 2. 吸净内腔血液及唾液	1. 冲洗器 2. 生理盐水	
安装愈合基台	1. 遵医嘱打开愈合基台 2. 牵拉口角，充分暴露视野 3. 传递螺丝刀安装	1. 螺丝刀 2. 扳手 3. 愈合基台	1. 打开愈合基台前再次核对规格型号 2. 注意无菌原则
修整软组织、缝合，冲洗伤口压迫止血	1. 传递持针器及齿镊，协助剪线 2. 协助牵拉口角 3. 生理盐水冲洗术区	1. 持针器 2. 缝线 3. 小剪刀 4. 生理盐水 5. 冲洗器	
术后护理			
预约复诊时间	1. 关闭灯光，推开牙椅灯源，移走铺巾复位 2. 为患者擦拭口角，解开胸巾 3. 移开治疗台面，引导患者离开牙椅 4. 引导患者拍口腔影像 5. 卫生宣教 6. 整理用物，六步洗手法洗手		1. 按四手操作要求整理用物 2. 双人清点器械及敷料数量

第三节　种植义齿修复护理常规

种植体修复印模的方法有很多。根据使用的托盘是否开窗可分为开窗式印模和非开窗式印模，根据转移的目的分为基台转移印模和种植体转移印模。

模型制取护理常规

一、护理措施

（一）术前护理

1. 评估

（1）患者年龄、健康程度（有无全身系统性疾病、有无药物过敏史）及合作程度。

（2）评估患者口腔卫生情况，牙椅处于备用状态。

2. 物品准备

（1）常规用物：检查盘、口杯、吸唾管、酒精棉球、棉球、凡士林棉签、生理盐水、冲洗器、护目镜、镜子。

（2）特殊用物：扭力扳手、螺丝刀、转移帽、替代体、托盘、硅橡胶、印模材、调拌碗、调拌刀、比色板。

（二）术中护理

1. 闭口式印模制取

（1）取出愈合基台，冲洗：传递螺丝刀，取出愈合基台，生理盐水冲洗种植体内腔。

（2）安放转移帽，取工作模：传递硅橡胶细部，护士揉捏硅橡胶初部同时医生在转移帽附近灌满细部。

（3）藻酸盐印模材取对颌模型：调拌藻酸盐印模材。

（4）医生取下转移帽，与替代体连接，插回硅橡胶印模里。

（5）生理盐水进行冲洗，安装回愈合帽。

（6）比色：自然光下协助比色，记录结果。

2. 开窗式印模制取

（1）提前为患者取模型，制作开窗式个性化托盘。

（2）取出愈合基台，冲洗：传递螺丝刀，取出愈合基台，生理盐水冲洗种植体内腔。

（3）安放转移帽，取工作模：传递硅橡胶细部，护士揉捏硅橡胶初部同时医生在转移帽附近灌满细部。

（4）藻酸盐印模材取对颌模型：调拌藻酸盐印模材。

（5）医生取下转移帽，与替代体连接，插回硅橡胶印模里。

（6）生理盐水进行冲洗，安装回愈合帽。

（7）比色：自然光下协助比色，记录结果。

（三）术后护理

1. 避免吃过粘过硬的食物，防止保护帽脱落，如有脱落及时与医生联系。

2. 保持口腔卫生。

3. 按时间复诊戴牙。

佩戴种植义齿护理常规

一、护理措施

（一）术前护理

1. 评估

（1）患者年龄、健康程度（有无全身系统疾病、有无药物过敏史）及合作程度。

（2）评估患者口腔卫生情况，牙椅处于备用状态。

2. 物品准备

（1）常规用物：检查盘、口杯、吸唾管、酒精棉球、纱球、生理盐水、冲洗器、三用枪、护目镜、镜子。

（2）特殊用物：扭力扳手、低速直手机、磨头、咬合纸、牙线。

（二）术中护理

1. 试戴：牙冠用酒精棉球擦拭，传递扭力扳手将愈合基台取下，生理盐水冲洗种植体周围。医生将牙冠安装至种植体内进行试戴，及时吸除打磨飞沫。

2. 调𬌗：助测量咬合高低，调磨时护士吸除打磨的粉末和碎屑。

3. 抛光：试戴合适后协助医生进行抛光，酒精棉球擦拭消毒牙冠。

4. 粘接：粘接剂均匀涂抹内冠周围，传递树脂封闭𬌗面螺丝孔。

（三）术后护理

1. 健康指导

（1）保持口腔卫生，正确使用牙线、牙刷，每日至少清洁牙齿3次，尤其是种植牙。

（2）戴牙后由于牙龈退缩等原因致牙缝过大者，建议其使用牙间隙刷或冲牙器。

（3）初戴种植牙1周内不要用种植牙进食，1年之内需从软到硬过渡使用，逐渐负重，避免用种植牙咬过硬食物，如螃蟹壳、坚果等。

（4）定期复查，第一年分别于戴牙后3、6、12个月来院复查，以后每年复查一次。

（5）如发现种植牙松动、牙龈发红、疼痛、刷牙出血等异常情况，应及时就诊。

2. 整理用物

分拣用物，擦拭牙椅，六步洗手法洗手。

二、种植义齿修复医护配合流程

见表7-3。

表7-3　种植义齿修复医护配合流程

医生操作	护理配合	所需用物	护理问题
接诊患者			
呼叫患者	1. 引导患者至椅位，系胸巾 2. 指导患者正确漱口 3. 调节舒适椅位 4. 为患者佩戴护目镜	常规用物	查阅患者病历，准备相应型号的种植修复扭矩扳手、转移杆及种植体替代体
检查	1. 凡士林棉签擦拭口角 2. 棉球擦拭探针	1. 凡士林棉签 2. 棉球	
印模制取术中配合			
取下愈合基台安放转移帽	1. 递愈合基台扳手 2. 取出愈合基台后生理盐水冲洗种植内腔，及时吸唾 3. 安放转移帽	1. 扳手 2. 冲洗器 3. 生理盐水	修复扳手使用前拴上牙线，操作中可以将牙线绕于手指上，以防止其滑入患者口内而导致误吞
制取印模	1. 调拌硅橡胶取工作模 2. 藻酸盐印膜材取对颌 3. 协助计时	1. 硅橡胶印膜材 2. 托盘 3. 计时器 4. 转移帽	印模技术分为闭窗式印模和开窗式印模两类，开窗式制取印模时护士需协助医生让转移杆暴露于开窗外
安装回愈合帽	1. 取下转移帽连接替代体，插回硅橡胶托盘内 2. 生理盐水进行冲洗 3. 安装愈合帽	1. 替代体 2. 生理盐水	清理愈合帽或更换新的愈合帽
比色	1. 传递比色板 2. 关闭牙椅光源 3. 为患者准备镜子，确认比色结果 4. 记录比色结果	1. 比色板 2. 镜子	比色时在自然光源下最佳
戴牙术中配合			
取出愈合基台，试戴牙冠	1. 酒精棉球擦拭消毒牙冠 2. 传递扭力扳手取下愈合基台 3. 生理盐水冲洗种植体内腔 4. 吹干种植内腔 5. 牙冠安装至种植体内进行试戴	1. 酒精棉球 2. 吸引器 3. 三用枪 4. 扭力扳手	使用纱布或纱球取出牙冠，避免脱落误吞
调𬌗	1. 安装调合磨头 2. 咬合纸测量咬合高低，牙线检查近远中接触点 3. 及时吸除打磨的粉末和碎屑	1. 扭力扳手 2. 咬合纸 3. 牙线 4. 吸引器	1. 每次咬𬌗前协助吹干牙面，使咬合纸印记清晰准确 2. 调𬌗结束后用棉球擦净咬𬌗印记 3. 使用牙线时为避免脱落可用手指按压牙冠

续 表

医生操作	护理配合	所需用物	护理问题
抛光牙冠	1. 安装抛光磨头 2. 及时吸除打磨的粉末和碎屑 3. 酒精棉球擦拭消毒牙冠	1. 抛光磨头 2. 酒精棉球	
酒精棉球擦拭消毒基台、封闭基台的螺丝孔，永久安装	1. 传递纱卷隔湿 2. 调拌粘接剂，均匀涂抹粘接剂 3. 棉球清理洁治器多余粘接剂 4. 传递树脂封闭颌面螺丝孔 5. 光固化灯固化	1. 纱球 2. 洁治器 3. 树脂 4. 棉球 5. 牙线	螺栓固位方式的种植修复，在修复体固位时无须准备粘接剂，只需准备树脂材料封团螺栓孔即可
	术后护理		
预约复诊时间	1. 关闭灯光，推开牙椅灯源，复位 2. 为患者擦拭口角，漱口，解开胸巾 3. 移开治疗台面，引导患者离开牙椅 4. 卫生宣教 5. 整理用物，六步洗手法洗手	按四手操作要求整理用物	

第四节　口腔种植植骨术围手术期护理常规

　　临床上很多原因导致患者牙缺失区域牙槽嵴骨量不足，使其不能进行常规种植修复。随着种植外科技术的不断发展，开展了一系列骨增量技术，如引导骨再生膜技术、上颌窦底提升技术、外置式植骨技术、骨挤压技术及骨劈开技术等，以增加缺损区骨的高度和/或宽度，为种植体的植入创造条件。这些技术的应用扩大了牙种植技术的适应证，获得了良好的远期成功率和理想的美学效果。本节重点介绍引导骨再生膜技术。

　　引导骨再生技术是以重建骨组织为目的引导骨组织再生技术，是指在骨缺损区植入植骨材料，覆盖生物屏障膜，并借此屏障膜隔离影响新骨生成的上皮细胞和成纤维细胞的长大，保证新骨在骨缺损区的生成。使用的生物膜分为可吸收膜和不可吸收膜两种，临床常用可吸收膜。与不可吸收膜相比，可吸收膜亲水性好，易于操作，而且不需二次手术取出，减少了手术创伤。生物屏障膜常需要和植骨材料联合应用，植骨材料有自体骨和骨代用品，两者可单独或联合使用。

　　引导骨再生技术可以和种植体植入同期进行，也可以单独手术，延期植入种植体。本节介绍与植体同期进行的骨再生手术。

一、护理措施

（一）术前准备

　1. 评估

　（1）患者年龄、健康程度（有无全身系统性疾病、有无药物过敏史）及合作程度。

　（2）评估患者口腔卫生情况，查看化验结果，打开患者口腔影像片。

　（3）手术室环境干净整齐，30分钟内停止打扫；术前1小时空气紫外线消毒；牙椅处于备用状态。

　2. 物品准备

　（1）常规用物：消毒棉签、凡士林棉签、刀片、缝线、冲洗器、纱布。

　（2）局部麻醉用物：复方利多卡因乳膏、阿替卡因、STA麻醉仪。

　（3）消毒用物：消毒包（弯盘2个、艾丽斯2个、巾钳3个、无菌纱球6个）、75%酒精、醋酸氯己定。

　（4）无菌用物：包头巾、铺巾、台上巾、孔巾、手术衣、无菌手套、无菌持物罐。

　（5）手术用物：器械包（刀柄、剥离子、牙龈刀、金属吸引管、大剪大、小剪刀、血管钳、持针器、口镜、口角拉钩、刮匙、牙周探针、组织镊）、无菌碗、种植机、种植手机、护机套、吸引管、冷却水管、器械盒、工具盒、植体。

　（6）手术用药：生理盐水、灭菌注射用水、药用漱口液、消炎药、镇痛药。

　（7）植骨用物：生物膜、骨代用品。

　（8）特殊用物：空气消毒机、心电监护仪。

　3. 其他准备

　（1）向患者讲解手术过程及注意事项等，减轻其焦虑和恐惧心理。

（2）留取患者术前口内资料。术前口内正、侧面咬合照、缺失牙列的颌像。

（3）为患者穿戴刷手服、手术帽，更换拖鞋，引导患者进手术室。

（4）遵医嘱术前服药，预防感染；漱口液漱口，连接心电监护

（二）术中护理（以种植体同期植入为例）

1. 同种植一期手术。

2. 植入种植体后，制备受植骨床：刮匙彻底清除植骨床表面软组织，小球钻钻孔备洞。

3. 骨膜分离器收集骨屑，同时加入适量人工骨粉：将钻头及创面骨屑收集于治疗杯内，术区取新鲜血液或使用适量生理盐水加入治疗杯中混合均匀。

4. 将材料平铺于植骨床表面，直至需要的厚度：协助牵拉黏膜瓣，保持术区清晰。

5. 裁剪合适的生物膜，完全覆盖植骨区覆盖：吸净术血液，牵拉口角。

6. 严密缝合：严密缝合伤口，协助剪线。

7. 伤口压迫止血：生理盐水清洁口腔，患者口内咬无菌纱布止血。

（三）术后护理

1. 健康指导

（1）口内纱布咬1小时后吐出。

（2）术后2小时可进稀软温凉食物，避免过硬、过烫食物，保持术区口腔清洁，术后第二天可刷牙。

（3）术后24小时局部冷敷，减少说话及口腔活动。当天唾液中稍带血丝属正常现象，如出血多应及时就诊。

（4）遵医嘱进行抗感染治疗，7～10天拆线。

（5）常规术后6个月后行种植二期手术。

2. 整理用物

分拣用物，清点手术器械和敷料；擦拭牙椅，手术室紫外线消毒1小时备用；六步洗手法洗手。

二、引导骨再生技术医护配合流程

见表7-4。

表7-4　引导骨再生技术医护配合流程

医生操作	护理配合	所需用物	护理问题
	接诊患者		
了解病情，查看口腔影像	1. 为患者更换刷手服、帽子、鞋套 2. 引导至手术室椅位，遵医嘱术前口服药，漱口液漱口 3. 连接心电监护 4. 调节舒适体位	1. 刷手服 2. 帽子 3. 鞋套 4. 口服药 5. 含漱液 6. 心电监护仪	1. 术前向患者讲解治疗的主要过程及注意事项，取得配合 2. 嘱患者不要紧张，如有不适请示意 3. 记录术前生命体住

医生操作	护理配合	所需用物	护理问题
消毒-铺巾-穿手术衣	1. 凡士林棉签擦拭口角 2. 打开消毒包，75%酒精纱球进行口外消毒，醋酸氯己定溶液纱球消毒口内 3. 打开包头巾及铺巾 4. 协助医生穿手术衣，戴无菌手套	1. 凡士林棉签 2. 75%酒精 3. 纱球 4. 醋酸氯己定 5. 包头巾 6. 治疗巾 7. 手术衣 8. 无菌手套	1. 凡士林棉签润滑口角，防止口镜牵拉造成患者痛苦 2. 注意无菌原则 3. 口外消毒面积：上至眼眶下缘，下至颌部下缘
术中配合			
同种植一期，植入植体			
彻底清除种植床表面软组织，制备受植骨床	1. 传递刮匙，吸除残余组织 2. 安装小球钻，钻孔备洞	1. 刮匙 2. 球钻	
骨膜分离器收集骨屑，同时加入适量人工骨粉	1. 传递骨膜分离器，将钻头及创面骨屑收集于治疗杯中 2. 遵医嘱打开人工骨粉 3. 加入适量人工骨粉于治疗杯中 4. 术区取新鲜血液或加入生理盐水混合均匀	1. 骨膜分离器 2. 治疗杯 3. 人工骨粉 4. 注射器 5. 生理盐水	1. 植骨材料有不同规格，遵医嘱取用 2. 打开包装前需与医生核对品名、日期及用量 3. 植骨材料一旦打开，未用完或污染都应废弃，不能再次使用 4. 注意无菌原则
材料平铺于植骨床表面，直至需要的厚度	1. 协助剥离黏膜瓣 2. 牵拉口角，保持术区干净清晰	骨膜分离器	1. 递骨填充材料时注意无菌原则 2. 植入植骨材料后，吸引管要远离植骨区，避免将植骨材料吸走
裁剪合适的生物膜，完全覆盖植骨区覆盖	1. 协助剥离黏膜瓣 2. 牵拉口角，保持术区干净清晰	1. 生物屏障膜 2. 剪刀 3. 齿镊 4. 骨膜分离器	1. 植骨材料有不同规格，遵医嘱取用 2. 打开包装前需与医生核对品名、日期及用量 3. 植骨材料一旦打开，未用完或污染都应废弃，不能再次使用 4. 注意无菌原则
骨膜减张、严密缝合伤口，伤口压迫止血	1. 传递持针器、缝合镊 2. 协助牵拉口角，配合剪线 3. 生理盐水清洁口腔 4. 患者口内咬无菌纱布止血	1. 缝合针线 2. 持针器 3. 齿镊 4. 剪刀 5. 冲洗器 6. 生理盐水 7. 无菌纱布	登记耗材信息

续 表

医生操作	护理配合	所需用物	护理问题
术后护理			
预约复诊时间	1. 关闭灯光，推开牙椅灯源，移走铺巾复位 2. 为患者擦拭口角，解开胸巾 3. 移开治疗台面，引导患者离开牙椅 4. 引导患者拍口腔影像 5. 卫生宣教 6. 整理用物，六步洗手法洗手		1. 按四手操作要求整理用物 2. 双人清点器械及敷料数量

第五节　无牙颌种植覆盖义齿修复护理常规

种植体支持的全口覆盖义齿由植入颌骨内的种植体、附着体和全口义齿组成。它借助摩擦力、卡抱力、磁力等方式与上部结构相连接，完成全口义齿修复。与传统无牙颌覆盖义齿相比，这类种植修复方式在固位力、咀嚼力的恢复方面有明显提高。目前临床常用的有球帽式、杆卡式、切削杆式、螺丝固位体式、双套冠式和磁性附着体式等种植覆盖义齿修复方式。本节重点介绍磁性附着体式覆盖总义齿。

磁性附着体式覆盖总义齿修复是将磁性基台连接于种植体上，磁石固定在总义齿组织面，使之相吸产生固位力。磁性附着体式覆盖总义齿可以确保适宜的冠根比例，最大限度地减小施加在种植体上的侧向力，从而确保种植体的长期稳定性。临床操作简便快捷，疗程短，患者易于摘戴和清洁。

一、适应证

无𬌗患者种植手术后3～6个月。

二、护理措施

（一）术前准备

1. 评估

（1）患者年龄、健康程度（有无全身系统性疾病、有无药物过敏史）及合作程度。

（2）评估患者口腔卫生情况，牙椅处于备用状态。

2. 物品准备

（1）常规用物：检查器、口杯、吸引器、三用枪、防护膜、护目镜、敷料、凡士林棉签、冲洗器。

（2）特殊用物：种植修复扳手、磁性附着体修复扳手、印模材料及托盘、面弓转移器械、0.2%醋酸氯己定、自凝树脂粉液、高速手机、低速手机、车针。

（二）术中护理

1. 制取模型

（1）卸下愈合基台，冲洗种植窝：传递种植修复螺丝扳手，0.2%醋酸氯己定冲洗牙龈袖口，吸去冲洗液。

（2）安装磁性基台并锁紧基台：传递磁性附着体修复扳手，协助牵拉口角。

（3）常规制取无𬌗印模，方法同普通修复无𬌗印模制取。

（4）加工厂制作磁性附着体总义齿，预约患者复诊。

2. 确定𬌗位关系

（1）试戴光固化树脂暂基托，磨改修整：吸引器吸除打磨时产生的大量粉尘。

（2）红蜡片制作蜡堤：点燃酒精灯，裁剪大小适中的红蜡片，烤软并塑形成直径1.5cm的蜡条，将其固定在暂基托牙槽嵴顶的位置，形成蜡堤。

（3）递𬌗平面板予医生放入患者口内确定𬌗平面、引导患者咬合，确定咬合垂直距离。

（4）确定中线：递镜子请患者观看确认面部丰满度、咬合垂直距离和高度。

（5）取出𬌗位记录后的𬌗托，凉水冲洗𬌗托，递雕刻刀予医生。

3. 面弓转移

（1）点燃酒精灯，裁剪适量大小的红蜡片，烤软并塑形成成马蹄状，固定于𬌗叉上，者两侧磨牙区域放置棉卷，嘱患者轻轻咬合。

（2）固定面弓，确认位置：面弓固定于患者面部，双手扶持，确认外耳道和鼻托位置稳定，两侧耳塞放入外耳道，旋紧鼻托螺丝。

（3）双手扶持面弓，保持面弓位置，调整并拧紧万向节使面弓与𬌗叉连接。

（4）取下面弓𬌗叉：双手扶持面弓，松开鼻托螺丝，嘱患者张口，取下面弓𬌗叉。

（5）凉水冲洗面弓𬌗叉，连同𬌗位记录及义齿设计单一起转交技工室，预约患者复诊。

4. 试覆盖总义齿排牙蜡型　传递镜子请患者观看丰满度和咬合垂直距离，确认后取出用凉水冲洗，转交外加工，完成义齿制作，预约患者复诊。

5. 佩戴种植覆盖义齿修复体

（1）初步调合：吸引器吸除打磨时产生的粉尘。

（2）将义齿组织面预留容纳磁石的窝洞适当扩大。

（3）裁剪圆形塑料帽，隔在基台与磁石之间，将磁石吸附在对应的磁性基台上。

（4）协助隔湿，调拌少量自凝塑料，将自凝塑料放入预留容纳磁石的窝洞中，重衬义齿就位，使用吸引器吸除材料异味。

（5）重复（3）（4）操作，调拌自凝塑料，协助逐一固位磁石。

（6）细致调（𬌗）并抛光：咬合纸协助测量高低。

（三）术后护理

1. 每餐后认真清洁磁性基台，用牙刷或牙线将环绕磁性基台颈部的软垢清除。

2. 每餐后及时清洁义齿，不佩戴时可摘下，清洁后放在凉水中浸泡。

3. 口内磁性基台带有良好的磁性，会对入口的金属物品产生吸附作用，影响义齿就位，如某些中药、藏药中带有微量细小金属颗粒，会吸附在磁性基台上。

4. 定期复查，不适随诊。

三、磁性附着体式覆盖总义齿医护配合流程

见表7-5。

表7-5 磁性附着体式覆盖总义齿医护配合流程

医生操作	护理配合	所需用物	护理问题
接诊患者			
呼叫患者	1. 引导患者至椅位，系胸巾 2. 指导患者正确漱口 3. 调节舒适椅位 4. 为患者佩戴护目镜	常规用物	
查阅病历	凡士林棉签擦拭口角	凡士林棉签	
印模制取术中配合			
取下愈合基台，安装磁性基台	1. 传递种植修复螺丝扳手，卸下愈合基台 2. 0.2%醋酸氯己定冲洗牙龈袖口，及时吸净冲洗液 3. 传递磁性附着体修复扳手 4. 安装磁性基台并锁紧基台	1. 修复螺丝扳手 2. 冲洗器 3. 0.2%醋酸氯己定 4. 磁性附着体修复扳手	磁性修复需要使用种植修复扳手和磁性修复扳手，护士需要清楚治疗流程，传递准确到位
制取印模	普通修复无牙颌印模制取		
确定𬌗位关系			
试戴光固化树脂暂基托，磨改修整暂基托边缘	1. 咬合纸协助测量咬合 2. 吸引器吸除打磨时飞沫	1. 低速直手机 2. 磨头 3. 咬合纸	
制作蜡堤，固定在暂基托牙槽嵴顶的位置，形成蜡堤	1. 点燃酒精灯 2. 裁剪大小适中的红蜡片 3. 烤软红蜡片	1. 酒精灯 2. 蜡片	
确定咬合垂直距离	1. 递𬌗平面板予医生放入患者口内确定𬌗平面 2. 引导患者咬合，确定咬合垂直距离	𬌗平面板	
确定中线	1. 传递镜子 2. 确认面部丰满度、咬合垂直距离和高度		
取出𬌗位记录后的𬌗托	1. 凉水冲洗𬌗托 2. 传递雕刻刀，修整	雕刻刀	
面弓转移			
制作蜡型	1. 点燃酒精灯 2. 裁剪适量大小的红蜡片 3. 烤软红蜡片 4. 两侧磨牙区域放置棉球，嘱患轻轻咬合	1. 酒精灯 2. 蜡片 3. 棉球	

续 表

医生操作	护理配合	所需用物	护理问题
面弓固定	1. 面弓固定于患者面部，双手扶持 2. 确认外耳道和鼻托位置稳定，两侧耳塞放入外耳道，旋紧鼻托螺丝 3. 调整并拧紧万向节使面弓与殆叉连接	面弓转移器械	
取下合叉	1. 双手扶持面弓，松开鼻托螺丝，嘱患者张口，取下面弓殆叉 2. 凉水冲洗面弓殆叉		
试戴覆盖总义齿			
试戴	1. 传递镜子 2. 请患者观看确认丰满度和咬合垂直距离 3. 用凉水冲洗，转交外加工	镜子	
佩戴覆盖总义齿			
对义齿初步调合，并将义齿组织面预留容纳磁石的窝洞适当扩大	1. 安装磨头 2. 传递咬合纸协助测量高低 3. 及时吸除打磨的飞沫	1. 低速直手机 2. 磨头 3. 咬合纸 4. 吸引器	不同种植系统要求用不同的扭力锁紧基台螺丝，根据种植系统调节扭矩扳手的扭力大小
将磁石吸附在对应的磁性基台上	1. 裁剪圆形塑料帽 2. 隔在基台与磁石之间	剪刀	
将自凝塑料放入预留容纳磁石的窝洞中，重衬义齿就位	1. 棉球隔湿 2. 调拌少量自凝塑料 3. 吸引器吸除材料异味	1. 自凝塑料 2. 棉球	由于磁性基台和磁性附着体扳手带有磁力，操作中要尽量避免接触金属器皿，以免吸附丢失
重复2、3操作	逐一固位磁石		
调殆并抛光	1. 安装磨头 2. 咬合纸协助测量高低 3. 抛光		
术后护理			
	1. 关闭灯光，推开牙椅灯源，复位 2. 为患者擦拭口角，漱口，解开胸巾 3. 移开治疗台面，引导患者离开牙椅 4. 卫生宣教 5. 整理用物，六步洗手法洗手		1. 按四手操作要求整理用物 2. 磁基台扳手不可采用高温高压的消毒方式，以免造成磁性的削减

第八章

口腔科常用操作技术

第一节 口腔诊疗四手操作技术

一、概念

四手操作是在口腔诊疗过程中，医护采取舒适体位，患者采取放松的仰卧位，医护双手同时为患者进行操作，护士平稳而迅速地传递诊疗器械、材料，从而提高工作效率，保证工作质量的操作技术。

二、医、护、患的体位及动作

（1）医生：身体长轴及上臂垂直，双手保持在心脏水平，保证用力点和作业面垂直。

（2）护士：腰部贴近靠背，左肘部可放置于弯形靠背上；腿部宜与牙科椅平行，尽可能靠近牙科椅；大腿与地面平行，双脚放置于座椅脚踏上；座位比医生高 10 ～ 15cm。

（3）患者：采取平卧位，头部左右转动幅度不应超过45°，全身放松，头部位置舒适。

三、灯光调节

（1）灯光调节应保持操作区域清晰的同时避免灯光直射患者眼部，且避免出现医护手部的投射阴影。

（2）检查时的基本位置为头托调节到与地面平行，灯光到口腔的焦点距离宜为 60 ～ 80cm。

（3）上颌操作时头托稍向后倾斜，灯光宜直接照射到殆平面上或调至与地面约呈90°的位置，通过口镜反射照射在牙面上。

（4）下颌区诊疗时，抬起头托，使殆平面向前方倾斜，灯光宜调至与地面约呈60°的位置，直接照射在牙面上。

四、医、护、患的位置关系

医生、助手及设备与患者间的位置关系科分为四个活动区，用时钟的字码表示。

（1）医生工作区：7 ～ 12点，一般为11点处，此区不能放置物品。

（2）静止区：12 ～ 2点，可放置护士器械台（车）。

（3）护士工作区：2 ～ 4点，便于在活动柜内取物。

（4）传递区：4～7点，是医护传递物品处。

五、传递与交换技术

1. 基本原则

（1）按操作顺序依次摆放与传递所需物品。

（2）宜左手传递或根据需要双手传递，右手吸唾及准备下一步治疗材料和器械。

（3）避开医生握持部位并施加一定的力进行传递。

（4）应将传递的用物工作端朝向操作的牙面或牙弓。

（5）交换时宜遵循先接后递的原则。

2. 传递与交换方法

（1）最常用的方法为握笔式直接传递法，即医生用拇指和示指以握笔方式接过器械，护士以左手握持器械的非工作末端传递器械。

（2）交换方法：①单手交换法，护士以左手拇指、示指及中指递送消毒好的器械，以环指和小手指接过使用后的器械。②双手交换法，一只手取回医生使用的用物，另一只手传递待用用物。

（3）注意事项：①传递位置不可过高，禁止在患者头部传递器械，确证患者安全。②传递钻针、根管锉等小器械时可使用收纳器具传递，避免锐器伤的发生。③传递时应确认医生握持稳固后方可松手。④器械的传递尽可能靠近患者口腔，避免污染及碰撞。

六、吸引技术

1. 基本原则

（1）协助医生保持视野清晰。

（2）护士宜用右手握持吸引器，左手持三用枪或传递用物。

（3）吸引器放置位置不应妨碍医生的操作。

2. 握持方法

（1）执笔式握持法。

（2）掌式握持法。

（3）掌-拇式握持法。

3. 放置位置

（1）前牙区宜放在诊疗牙的切端。

（2）治疗下前牙区宜放在诊疗牙的根部。

（3）治疗左侧上下颌磨牙区宜放在颊侧。

（4）治疗右侧上下颌磨牙区宜放在腭（舌）侧。

4. 注意事项

（1）吸引器应放入治疗部位附近区域，吸唾同时轻轻排开舌头，拉开颊部以免受伤。

（2）吸引器勿紧贴黏膜，以免损伤黏膜和使封闭管口。

（3）操作时动作宜轻柔，减少患者的不适。

（4）吸引器应避免放入患者口内的敏感区域，如软腭、咽部等，以免引起患者恶心。

七、四手操作护理流程

1．操作前

（1）保持治疗区域整洁，物品器械摆放整齐。

（2）主动热情地接待患者，调至舒适体位，调节光源，为患者围好胸巾，指导患者漱口。

2．操作中

（1）协助医生牵拉口角，保持术区视野清晰，正确使用吸引器，以防损伤软组织。

（2）根据各项护理操作的基本流程，准确传递所需器械、材料等；材料调拌质地合乎要求，量适中，以保证达到最佳的诊疗效果。

（3）随时进行卫生宣教，注意观察患者反应，发现情况及时向医生报告，并协助处理。

3．操作后

（1）移开光源，调整椅位靠背或协助患者坐起。

（2）询问患者有无不适，必要时指导患者漱口，清理口周，解下胸巾，向患者交代注意事项，预约下次复诊时间。

（3）整理用物，归还原处：①重复使用的医疗器械与一次性用物分开放置；②一次性用物（一次性口腔检查盘、注射器等）依据一次性卫生材料处理原则进行焚烧或回收处理；③"一人一用一弃"如手套、吸唾管、灯把套等；④对其他口腔专科所用器械，按物品性质进行分类、消毒、灭菌处理，严禁污染的医疗用品重新使用或流向社会。

（4）牙椅消毒：对使用过的治疗椅及治疗台等物体表面，可用含氯消毒剂进行擦拭消毒。

八、四手操作技术考核评分标准

见表8-1。

表8-1　四手操作技术考核评分标准

项目	总分	技术操作要求及分值（要求细化到每个得分点）	得分	备注
仪表	5分	仪表端庄（2分）；服装整洁（3分）		
操作前准备	10分	评估（环境及患者情况）（2分）		
		核对洗手液名称及有效期（1分）		
		洗手液取用量适中，方法正确（1分）		
		洗手时间达标，不少于15秒（1分）		
		戴口罩，方法正确（1分）		
		铺治疗巾准备操作区域（1分），物品准备齐全（2分）		
		用物按照使用顺序合理摆放（1分）		

续 表

项目	总分	技术操作要求及分值（要求细化到每个得分点）	得分	备注
操作过程	50分	护士面对医生，位置正确（2分） 护士座椅比医生椅高10～15cm（3分） 双脚放置于底盘或地面（3分） 与患者左臂平行而坐，髋部靠贴患者肩膀（3分） 助手椅扶手置于身体左侧（3分） 患者体位调节舒适（5分） 吸引器握持手法正确（3分） 及时有效吸唾，根据牙位随时调整吸唾位置（2分） 吸唾管位置正确，不妨碍医生治疗（2分），动作轻柔（2分） 配合过程中使用三用枪，保证术野清晰（5分） 传递区域正确（2分）；器械传递手法正确（5分） 器械交换手法正确，传递时器械无碰撞（3分） 随时保持器械清洁，及时擦拭（3分） 配合中与患者及时沟通（2分）；始终关注患者感受（2分）		
操作后	25分	为患者解开前身，清理口周材料（2分） 关闭灯光，推开诊椅照明灯，及时复位牙椅（2分） 提示并引导患者安全离开诊椅（2分） 及时进行健康宣教（2分） 空踩脚闸30秒（3分）；医疗废物、生活垃圾分类明确（3分） 分拣过程中注意避免职业暴露伤（3分） 消毒、擦拭仪器设备（3分）；消毒擦拭用物（3分） 洗手方法正确（2分）		
总体评价	5分	配合积极主动（1分）；操作动作协调敏捷、连贯（1分） 整体操作过程符合节力原则（1分） 操作过程中注意防止交叉感染（2分）		
提问	5分	掌握（5分）；部分掌握（3分）；未掌握（0分）		
总分	100			

第二节　充填用玻璃离子调拌护理操作技术

一、操作前

1. 评估

（1）诊室环境舒适、整洁，温、湿度适宜，操作台面宽敞、清洁，已擦拭。

（2）患牙局部情况，材料需要量。

2. 护士自身准备

（1）服装鞋帽整洁，指甲已修剪。

（2）六步洗手法洗手，戴口罩。

3. 物品准备

牙科用水门汀粉剂、水门汀液剂、专用量勺、调和刀（塑料）、调和纸板、清洁纱布、75%酒精棉球、治疗巾、持物镊。

二、操作中

1. 检查材料在有效期内，调和刀、调和纸清洁干燥、表面平整，处于备用状态。

2. 治疗巾平铺操作台面，调和板置于治疗巾上，非工作端取出调和刀。

3. 取粉剂：轻拍瓶体，使其均匀，根据治疗需要量使用专用量勺取若干勺粉剂，置于调和板上1/3处，加盖瓶盖。

4. 取液剂：瓶体倒置，垂直于调和纸上，轻弹瓶体成分排气。根据瓶口大小及瓶内剩余液剂量，使用适当力量挤压瓶体，取出适量液体。瓶口距调和纸板高度2～4cm，粉液间距1～2cm。取完液剂后使用纱布及时清洁瓶口，加盖瓶盖。

5. 按材料说明书要求将粉剂一次或分次加入液体中。分次加入时，应在第一份粉剂混合均匀后再次加入第二份，依次完成调和。

6. 食指与拇指按压调和纸无胶带的两边，调和刀工作端前1/3～1/2贴近调和纸板，角度小于5°，采用推拉或旋转加压研磨的方法进行调和。

7. 在说明书规定时间内完成调和，形状至面团状，均匀、细腻无颗粒，无气泡、不沾调刀。

三、操作后

1. 75%酒精棉球清除调和刀。

2. 整理用物。

四、注意事项

1. 严格按照说明书的比例取粉剂和液剂。

2. 材料应用现取现调，拿取后及时加盖瓶盖，防止粉剂受潮及液体挥发。

3. 操作时调和纸板应置于平整的桌面，液剂瓶应垂直桌面平稳、缓慢的挤出，如出现气泡，倒置液剂瓶时轻轻用手敲打，使气泡上升离开瓶口；粉剂使用前应先将放于手上轻轻震荡。

4. 玻璃离子水门汀应使用塑料调拌刀调拌，金属调拌刀会导致调和物染色。

5. 在规定时间内完成材料调拌，温度过高时材料的操作时间相应变短。

五、充填用玻璃离子水门汀调拌技术考核评分标准

见表8-2。

表8-2 充填用玻璃子水门汀调拌技术考核评分标准

项目	总分	技术操作要求及分值（要求细化到每个得分点）	得分	备注
仪表	5分	仪表端庄（2分）；服装整洁（3分）		
操作前准备	8分	评估（环境及患者情况）（2分）		
		核对洗手液名称及有效期（1分）		
		洗手液取用量适中，方法正确（1分）		
		洗手时间达标，不少于15秒（1分）		
		戴口罩，方法正确（1分）		
		准备操作区域，备齐用物，放置合理（2分）		
操作过程	68分	核对物品的有效期（3分）		
		非工作端取调拌刀（2分）		
		取出后，调拌刀工作端放于调拌纸上（1分）		
		按材料说明要求取粉和液（3分）		
		取粉方法正确（用前轻摇）（3分）		
		取液方法正确（排气后垂直挤出）（2分）		
		粉液放置距离1～2cm（2分）		
		及时盖好瓶盖，清洁瓶口（2分）		
		调拌方法正确（粉剂分2次加入，用推拉和/或旋转研磨方法）（分次加入4分；调拌方法10分）		
		调拌时间符合材料说明要求（10分）		
		粉液混合均匀无气泡、无颗粒（无气泡3分；无颗粒3分）		
		成品表面光亮，性状均一，呈面团状，不粘调刀（呈面团状2分；表面光亮2分；不粘调刀3分；性状均一3分）		
		粉完全加入（5分）		
		将成品收集完全（5分）		
操作后	6分	正确处理用物（3分）		
		操作完毕工作台干净整洁（1分）		
		洗手方法正确（2分）		

项目	总分	技术操作要求及分值（要求细化到每个得分点）	得分	备注
评价	8分	从评估开始到洗手结束时间在10分钟之内（2分）		
		调拌过程中注意防止污染（2分）		
		操作动作协调敏捷（2分）		
		操作区域保持整洁（2分）		
提问	5分	掌握（5分）；部分掌握（3分）；未掌握（0分）		
总分	100			

第三节　藻酸盐印模材料调拌护理操作技术

一、操作前

1. 评估

（1）诊室环境舒适、整洁，温、湿度适宜，操作台面宽敞、清洁，已擦拭。

（2）了解患者牙弓情况，材料需要量。

2. 护士自身准备

（1）服装鞋帽整洁，指甲已修剪。

（2）六步洗手法洗手，戴口罩。

3. 物品准备

藻酸盐印模材料、橡皮碗、调拌刀、专用量勺、托盘（根据患者牙弓大小，准备相应型号）。

二、操作中

1. 核对材料的名称和有效期。

2. 将印模粉弄松散。

3. 根据材料说明书加入适量清水，专用量勺取适量粉剂，调拌刀将水粉轻轻混匀后进行调拌。

4. 调拌：调拌刀的平面和橡皮碗壁要平面接触，用手腕部的力量沿同一方向旋转加压碾磨，调拌好的材料应均匀细腻，呈奶油状。

5. 收集、排气：将调拌好的材料收集，反复挤压排气。

6. 上托盘：上颌托盘时，将印模材料从托盘远端放入，向近端推平，以免形成气泡。放入下颌托盘时，将材料形成条状置于调拌刀上，从托盘的一端向另一端旋转盛入。

7. 传递：将载有印模材的托盘及时传递给医生，留出足够手柄的位置方便医生抓握。

三、操作后

1. 协助患者漱口并用纸巾擦净其口周粘附的印模材料。

2. 刷洗调拌刀、橡皮碗。

3. 整理用物。

四、注意事项

1. 调拌刀和橡皮碗不可残留石膏等否则将影响材料的凝固。

2. 根据材料说明书调拌比例、调拌时间适当，调拌方法正确。

3. 水温升高或降低或相应的缩短或延长材料的凝固时间。

4. 印模从患者口腔内取出后用流动水冲洗15秒。

5. 印模制取后应在15分钟内及时灌注石膏模型，防止脱水变形。如果不能马上灌注模型，需用湿纸巾包裹或放进较密闭的容器、塑料袋中。

6. 藻酸盐材料应放于清洁，阴凉的环境中，临床贮存最好不超过1年。

五、藻酸盐印模材料调拌技术考核评分标准

见表8-3。

表8-3　藻酸盐印模材料调拌技术考核评分标准

项目	总分	技术操作要求及分值（要求细化到每个得分点）	得分	备注
仪表	5分	仪表端庄（2分）；服装整洁（3分）		
操作前准备	13分	评估环境及患者（2分）		
		核对洗手液名称及有效期（1分）		
		洗手液取用量适中，方法正确（1分）		
		洗手时间达标，不少于15秒（1分）		
		备齐用物（5分）		
		铺清洁纸巾准备操作区域（1分）		
		放置合理（2分）		
操作过程	52分	核对材料名称（2分）、有效期（2分）		
		将印模粉弄松散（2分）		
		取适量的印模粉和液，水、粉比例合适（10分）		
		盖好印模粉和调和水的盖（4分）		
		调拌方法正确（调刀和调碗平面接触，用力调研）（6分）		
		调好的印模材料均匀细致（8分）；反复挤压排气（8分）		
		收集材料（5分）		
		材料形成团状，上托盘方法正确（5分）		
操作后	10分	清洁调刀（2分）		
		正确处理用物（2分）		
		物品放回原处（2分）		
		操作完毕工作台干净整洁（2分）		
		洗手方法正确（2分）		
评价	15分	操作动作协调敏捷（4分）		
		调配材料符合使用要求（4分）		
		材料取量合适无浪费（4分）		
		调拌过程中注意防止交叉感染（3分）		
提问	5分	掌握（5分）；部分掌握（3分）；未掌握（0分）		
总分	100			

第四节 硅橡胶印模材料调拌护理操作技术

一、操作前

1. 评估

（1）诊室环境舒适、整洁，温、湿度适宜，操作台面宽敞、清洁，已擦拭。

（2）了解患者牙弓情况，材料需要量。

2. 护士自身准备

（1）服装鞋帽整洁，指甲已修剪。

（2）六步洗手法洗手，戴口罩。

3. 物品准备

DMG硅橡胶印模材套装、托盘（根据患者牙弓大小，准备相应型号）、调拌刀、计时器。

二、操作中

1. 核对套装材料的名称和有效期。

2. 安装一次性混合头，将混合头连接于混合枪上。

3. 选取大小合适的清洁托盘备用，清洁调拌刀备用。

4. 专用量少按体积1∶1量取初印模材料，清洁调拌刀去除多余材料。

5. 混合枪传递医生。

6. 混合初印模，计时，并放入托盘，手指轻压初牙槽嵴形状。

7. 接回混合枪，将终印模挤在初印模相应位置，传递医生。

8. 将制取好印模置于专业容器内，送技工室。

三、操作后

1. 协助患者漱口并用纸巾擦净其口周粘附的印模材料。

2. 清洁调拌刀。

3. 整理用物。

四、注意事项

1. 严格按照产品说明书要求的比例量取材料。

2. 首次使用的终印模需挤出前端少许材料。

3. 初印模材料取出后及时盖盖，放回原处。

4. 混合油泥型的初印模材料，用手指尖部用力揉捏，避免使用手掌心，防止体温传导加速印模材料的凝固，揉捏时间至少30秒。

5. 基质和催化剂混合均匀，颜色均一无条纹。

五、硅橡胶印模材料调拌技术考核评分标准

见表8-4。

表8-4　硅橡胶印模材料调拌技术考核评分标准

项目	总分	技术操作要求及分值（要求细化到每个得分点）	得分	备注
仪表	5分	仪表端庄（2分）；服装整洁（3分）		
操作前准备	9分	评估（环境及患者情况）（2分）		
		核对洗手液名称及有效期（1分）		
		洗手液取用量适中，方法正确（1分）		
		洗手时间达标，不少于15秒（1分）		
		戴口罩，方法正确（1分）		
		准备操作区域，备齐用物，放置合理（2分）		
		将定时器设置为3分30秒（1分）		
操作过程	60分	安装一次性混合头备用（1分）		
		核对终印膜材料名称和有效期		
		连接混合头，正确安装终印膜材料于混合枪上（2分）		
		首次使用的终印膜材挤出前端少许材料（1分）		
		选取大小合适的清洁托盘备用（1分）		
		取清洁调拌刀备用（1分）		
		核对初印模基质名称和有效期（1分）		
		核对初印模催化剂名称和有效期（1分）		
		用专用量勺按体积1:1量取初印模材料，取初印模方法正确，用调拌刀去除多余材料（10分）		
		初印模材料取出后及时盖盖，放回原处（2分）		
		及时清洁调拌刀（1分）		
		将混合枪递予医生，传递方法正确（2分）		
		佩戴PVC手套混合初印模基质与催化剂，方法正确（10分）		
		混合时间30秒（7分）		
		材料混合均匀、颜色均一无色纹（3分）		
		初印模放入托盘，用手指轻压出牙槽嵴的形状（3分）		
		接回混合枪，方法正确（1分）		
		将终印膜挤在初印模相应位置，方法正确，用量适当，将托盘递予医生，开启定时器（10分）		
		正确处理制取好的印模，将制取好的印模置于专用容器内，送技工室（2分）		

续　表

项目	总分	技术操作要求及分值（要求细化到每个得分点）	得分	备注
操作后	6分	正确处理用物（3分）		
		操作完毕工作台干净整洁（1分）		
		洗手方法正确（2分）		
评价	15分	操作过程中注意防止污染（3分）		
		操作动作协调敏捷，符合操作时间（3分）		
		操作过程中注意对患者的沟通与关怀（2分）		
		制取完成的印模符合临床要求（3分）		
		总体评价（4分）		
提问	5分	掌握（5分）；部分掌握（3分）；未掌握（0分）		
总分	100			

第五节　橡皮障隔湿护理操作技术

一、操作前

1. 评估

（1）患者年龄、健康状况及合作程度，有无橡胶过敏史。

（2）诊室环境干净整齐，牙椅处于备用状态。

2. 物品准备

橡皮布、橡皮障夹、打孔器、橡皮障夹钳、橡皮障支架、橡皮障定位板、水门汀充填器、牙线、楔线、小剪刀、隔离纸巾、封闭剂。

二、操作中

1. 检查打孔器盘内无残留障布，打孔锤锋利，根据需隔离牙位，正确选择孔洞。

2. 选择合适障布，检查障布在有效期内处，于完好备用状态。障布粗糙面为工作面。

3. 障布右上角打定位孔，使用定位板打牙位孔。

4. 正确选择橡皮障夹，使用翼法将橡皮障夹置于牙位孔内，方法正确。

5. 使用夹钳固定橡皮障夹，传递医生协助上障。

6. 传递面弓，撑开障布。障布位置正确，避免遮挡患者鼻部。

7. 传递充填器，翻下翼部障布。

8. 进行漏水实验，观察障布密封情况。

9. 治疗结束后，传递夹钳拆除橡皮障。

三、操作后

1. 协助患者漱口，清理口周。

2. 整理用物

四、注意事项

1. 橡皮布在有效期内使用，避免老化后橡皮布变脆造成撕裂。橡皮布应在低温环境中保存于阴凉、干燥处。

2. 打孔时，在参照橡皮障定位打孔模板的前提下，根据隔离的牙齿数目、牙弓的宽窄和其他情况进行调整。孔的型号应与被隔离牙相适应。

3. 橡皮障夹放置后检查牙颈部边缘密合情况，进行漏水实验检查（即在隔离部位注水，静置观察3～5秒，如无漏水，护士使用吸引器将水洗净）。如发现橡皮布封闭不严，传递封闭剂或暂时封闭材料封闭边缘，防止泄露。

4. 放置好的橡皮布不能影响患者的呼吸，如发现橡皮布过大，应将遮盖鼻部的橡皮布反折或用剪刀剪去多余障布。

5. 如果操作时间过长可放置开口器。

6. 橡胶过敏者，应在面部皮肤与橡皮布之间垫纱布或吸水纸垫。

7. 为了防止橡皮障夹滑脱或误吞，宜在橡皮障夹弓部系上牙线。

8. 治疗结束后，注意检查两牙间隙是否遗留橡皮布碎屑。

五、橡皮障隔湿技术考核评分标准

见表8-5。

表8-5　橡皮障隔湿技术考核评分标准

项目	总分	技术操作要求及分值（要求细化到每个得分点）	得分	备注
仪表	5分	仪表端庄（2分）；服装整洁（3分）		
操作前准备	15分	评估（环境及患者情况）（3分）		
		核对洗手液名称及有效期（1分）		
		洗手液取用量适中，方法正确（1分）		
		洗手时间达标，不少于15秒（1分）		
		戴口罩，方法正确（1分）		
		铺清洁纸巾准备操作区域（1分）		
		物品准备齐全：打孔器、撑钳、面弓、橡皮布、水门汀充填器、牙线、楔线、边缘封闭剂、（剪刀）（4分）		
		用物按照使用顺序合理摆放（3分）		
操作过程	50分	在橡皮布上打定位孔（4分）		
		在橡皮布相应位置打牙位孔（5分）		
		正确检查和使用打孔器（5分）		
		按照隔离牙位选择合适型号的橡皮障夹（6分）		
		将橡皮防水障支架安装在橡皮布上，安装方法正确（6分）		
		协助医生正确安放橡皮障，动作协调，配合紧凑（6分）		
		及时调整橡皮防水障的位置，患者无不适（5分）		
		遵医嘱正确使用牙线、弹力固位线或封闭剂固定橡皮布，并做好间隙的封闭（5分）		
		将其塑形成圆柱状（5分）		
		使用吸引器及时吸引，吸引器握持手法及放置位置不正确（4分）		
		吸引操作动作轻柔，患者无不适感（4分）		
操作后	12分	正确取下橡皮障，防护措施落实到位（4分）		
		检查橡皮障（3分）		
		正确处理用物（3分）		
		洗手方法正确（2分）		

项目	总分	技术操作要求及分值（要求细化到每个得分点）	得分	备注
评价	13分	操作动作协调敏捷，连贯（3分） 操作过程中注意观察患者的反应，进行有效安抚（4分） 整个操作过程不超过2分钟（3分） 操作过程中注意防止交叉感染（3分）		
提问	5分	掌握（5分）；部分掌握（3分）；未掌握（0分）		
总分	100			

第九章

口腔科各专科患者的管理

第一节 初诊患者接诊常规

门诊就诊流程是指从患者进入门诊就诊到接受治疗完毕后的整个过程。合理的就诊流程对替身医院竞争力具有重要影响。医务人员的服务宗旨是尽量减少患者在门诊的停留时间，通过设置自助挂号机、使用就诊一卡通、建立门诊医务人员电子工作站、分散患者就诊时段等多种方式合理地安排患者的就诊过程，简化就诊流程的各个环节，达到科学管理，提供门诊整体服务水平。

一、门诊患者就诊流程

患者→预约挂号→科室就诊→治疗完毕。

（一）导医咨询台初步分诊

目前多数医院已在门诊大厅和各层候诊厅开设导医咨询台，配有数名经过严格培训的护士，他们熟练掌握口腔各科的诊疗范围和各类常见病的治疗程序，为患者进行诊治前的咨询工作；他们具备良好的语言沟通和表达能力，能运用普通话及简单的英语进行交流；他们具备良好的分析判断、预见能力，在工作中能根据患者的病情合理灵活地安排患者就诊。初次来医院就诊的患者，可通过导医咨询台进行初次分诊。

（二）挂号、送诊

经初步咨询后，指导患者挂号，对年老体弱患者，可陪同去相应的科室就诊。

（三）科室分诊台接诊

患者到各科分诊台后，护士应衣帽整洁、仪表端庄，主动起身迎接患者，指导患者填写病历封面，进行初步的问诊咨询。咨询过程中应态度和蔼，耐心解释，语速不宜过快，吐字清晰。如遇听力下降的老年患者，可适当提高音调或重复解释，也可借助图片等为患者讲解相关口腔疾病的治疗及预防知识。根据患者的病情灵活合理地安排患者就诊候诊，并告知前面还有几位患者在等候及大致候诊需要的时间，同时协助护士维持好候诊区的就诊秩序。患者在各科候诊厅内候诊时，护士可以利用候诊时间为患者做相关的健康宣教。对于初步咨询后发现不属于本科室的业务诊疗范围内的患者，尽快告知并协助转科治疗，以避免不必要的时间浪费。

（四）诊室接诊

1. 接诊的步骤

（1）护士将患者安置于准备好的综合治疗椅上，当面拆开治疗盘，为患者围好胸巾，佩戴护目镜，调节椅位和灯光。

（2）查阅患者病历，初步了解患者资料和既往就诊情况，提前准备检查所需物品。

（3）协助进行常规检查和辅助检查。

（4）根据医生诊断，备齐治疗用物，配合完成专科治疗。

（5）特殊类患者的接诊要点。

①针对儿童患者，护士应主动指导儿童阅读或者、参观一些口腔保健的图片或宣传画，可带患儿及家长一起先进入诊室熟悉环境，也可安排出诊的儿童与复诊的儿童玩耍，提供沟通的渠道，消除患儿及家长的恐惧心理。治疗中，医务人员应多鼓励和安慰患儿，以取得患儿的配合；对于不合作的患儿，应在得到家长的支持和理解前提下适当使用约束带等方法完成治疗。

②对于老年患者应优先安排就诊。就诊过程中，应耐心解答他们提出的每一个问题，对于听力下降的老年患者，应放慢语速，适当提高音量。在上下综合牙科治疗椅的过程中，注意移开管线，躺下或起身时，给予搀扶，防止跌倒。为行走不便的患者提供轮椅或拐杖，如有特殊病例也可与医院有关部门联系，医务人员可上门服务。

③急诊患者，如急性牙髓炎疼痛剧烈的患者、颞下颌关节脱位、受外伤后颌骨骨折的患者等可经导医咨询中心直接到急诊科就诊。有明显手术指征的患者应直接送入手术室。注意做好患者及家属的安抚工作。

2. 接诊注意事项

（1）医护人员衣帽整洁，使用礼貌用语，如"您好""请问您哪里不舒服？"等。

（2）接诊前，应在治疗操作前在台面、灯柄、头托等治疗中可能污染的区域贴上防护膜，准备常规检查器。

（3）治疗过程中，医护人员手机设为震动或关机。

（4）医护人员上班期间禁止大声喧哗，治疗过程中不讲与工作无关的事情。

（5）医生在治疗前应告知患者病情、治疗过程，可能会出现的并发症以及相关费用，经患者同意后方可开始治疗。

（6）医护人员在操作中严格按照临床操作技术规范进行治疗。

（7）操作中执行"无痛治疗"原则，在治疗过程中若出现疼痛，应采取措施减轻疼痛。

（五）转诊治疗

对于不属于本科业务诊疗范围的患者，可通过院内转诊协助转诊治疗。院内转诊是指通过院内医生工作站，向接诊医生介绍患者的病情。虽有方便、快捷的特点，但同时也有存在信息交流不完整的缺点。

（六）预约复诊

预约挂号可分为传统地现场预约、电话预约和网络预约三种形式，复诊时间根据各科室的疾病业务诊疗特点及口腔治疗的需要而定，如治疗耗时较长的患者，最好安排在患者流量小的时段；初诊的患者有时也需要预约，最好安排在上午或下午开诊的时间，减少等候的可能性。

复诊患者凭身份证或社保卡可直接到自助机取号后报到等候就诊，根据预约记录，备好复诊所需的活动义齿、矫治器、模型等用物。

二、患者资料的管理

口腔诊疗具有复诊次数多、患者诊疗资料多、不易保存等特点，患者资料管理成为门诊管理的难点和重点。患者资料主要包括病历、模型、各种X线片、造影报告单、各种检查结果报告单等。所有资料应定期检查等级，凡借出的资料应记录，限期归还。

1. 病历资料

主要包括治疗和随访记录治疗同意书、转诊记录，多采用病案室集中管理或科室自行管理的方式。纸版病历设专柜、专人、专管，电子版病历存入电脑并留副本。患者复诊时提前备好。

2. 模型 多采用科室自行设立专柜专人管理的方式，由三维设备的可将扫描后的数据存入电脑。

3. 影像资料 原始X线片应放置在干燥通风的地方，专人管理，同时备有电子版，便于查询。

第二节 口腔各专科患者管理

一、患者资料管理

详见第九章第一节。

二、电话回访

随着护理模式的转变，对患者的健康教育已成为护理工作的重要内容，电话回访是一种开放式、延伸式的健康教育形式，拓展了整体护理的内涵，使护理服务从医院内渗透到医院外。科学的电话回访流程对于为患者提供连续性医疗服务，指导患者口腔自我保健及对口腔医疗知识的普及具有重要意义。医疗机构可根据医院特点，建立回访记录本或电子系统记录信息。

（一）回访时间

治疗结束后，护士应根据疾病及治疗特点、患者具体情况确定回访需求和回访时间。如常规的口腔正畸治疗后3～5天对患者进行电话回访，拔除阻生牙等应1～2天内进行电话回访。拨打回访电话以不引起患者反感为前提，避开患者及家属休息、假期等时间，通常选定上午9点或下午3点为宜。

（二）回访前准备

回访前，首先准备回访资料：患者一般情况、治疗情况、费用情况及患者在就诊时对回访的态度要求等，尤其是在首诊治疗过程中有无特别情况发生，做到心中有数。其次列举回访内容提纲，如治疗后术区反应、患者感受、用药情况、对医院工作的意见、针对患者的主诉给予个性化的指导建议等，以便有效引导患者表述并适时调整回访节奏和思路，确保获取有效的回访信息。

（三）回访内容举例

1. 全口义齿修复后

建议回访时间：配戴义齿后2～3天。

回访问题：疼痛；固位不良；恶心；咬唇颊、咬舌；咀嚼功能差；发音问题；心理因素的影响。

健康指导：根据患者所描述的情况给予解答指导。

（1）疼痛：初戴义齿后，可能有黏膜压痛。压痛严重者，常有黏膜溃疡，可暂时取下义齿泡在冷水中，复诊前几小时戴上义齿，以便能准确地找到压痛点，从而利于复诊时的修改。

（2）固位不良：初戴义齿时，由于明显的异物感使唾液增多，功能运动时神经肌肉协调性改变则会导致全口义齿的固位性和稳定性较差。此外在打喷嚏、打哈欠、漱口、咳嗽、低头等动作时义齿均容易松动，可通过坚持戴用适应义齿的存在，以加强义齿的固位。如情况长时间不见好转应及时到医院复查。

（3）恶心：患者初戴义齿不适应，且异物感明显，常有恶心和唾液增多的现象，坚持戴用数日后可逐渐缓解。

（4）咬唇颊、咬舌：初戴义齿者由于义齿适用不熟练，肌肉协调性差，会出现咬唇颊或咬舌现象，戴义齿数日后即可适应，严重者应及时到医院复诊。

（5）咀嚼功能差：初戴义齿时由于咀嚼功能差，一般不宜吃硬食，也不宜前牙咬切食物。最好先吃软的小块食物，暂用后牙咀嚼食物，咀嚼运动要慢。经过一段时间训练后逐渐适应。

（6）发音问题：初戴义齿后因缩小了口腔空间，舌活动受限，有暂时性的不适应，常造成发音障碍。纪过一段时间练习，如多读书、读报，多数患者可逐渐习惯，不会影响发音。

（7）心理因素的影响：初戴全口义齿者由于各种原因，可能出现不同问题或症状，医护人员应提前告知患者正确使用义齿的方法和注意事项，以便更好地保护口腔组织的健康和功能的恢复。全口义齿是需要患者参与配合的一种治疗方法，患者的积极使用、主动练习、耐心适应等都是非常重要的。

2. 复杂牙拔除术后

建议回访时间：术后1～2天。

回访问题：关于术后是否出血；疼痛；发热；肿胀等。

健康指导：根据患者所描述的情况给予解答指导。

（1）出血：正常情况下（1～2天）口内或唾液中混有淡红色血丝为复杂牙拔除后常见现象。通常24小时内刷牙漱口会导致出血，如有大块血块或伤口处可见活动性出血应到医院复诊。

（2）疼痛：术后1～3天疼痛会逐渐加剧，以第3天疼痛最为剧烈，然后逐渐减轻，如第3天后疼痛加剧并常向耳颞部放射应怀疑干槽症，建议患者即刻到医院复诊。

（3）发热：术后一般不会引起发热，如出现发热建议到综合医院发热门诊检查。

（4）肿胀：建议术后24小时内冰敷使肿胀局限，24小时后热敷以利肿胀尽快吸收，肿胀在第3天最为明显，然后逐渐恢复，在7～14天完全恢复。

（5）其他：如有缝线，术后1周复诊拆线；需要进行修复或种植的患者术后3个月可进行。发现其他异常情况如吞咽困难、张口受限、下唇麻木等，嘱患者不要紧张，可告知其联系方式，及时与医院联系。

3. 树脂充填术后

建议回访时间：术后5～7天。

回访问题：关于术后是否疼痛；充填体脱落；肿胀等。

健康指导：根据患者所描述的情况给予解答指导。

（1）疼痛：正常情况下术后是不会出现疼痛的，若疼痛症状在补牙后2～3天内慢慢减轻，即可继续观察，若出现持续疼痛症状，可能是牙齿出现了牙髓炎的情况，建议及时复诊。

（2）充填体脱落：有以下三个方面第一补牙材料本身发生质的变化而进行自动脱落，第二、补牙材料内部牙齿本身发生继发性龋坏而引起补牙材料脱落，第三牙齿之间咬合比较紧、存在高点或者其他原因引起的补牙材料脱落。如果出现以上三点应及时复诊重新充填。

（3）肿胀：树脂充填术后基本不会出现肿胀，如出现肿胀，建议建议及时复诊检查。

4. 根管治疗术后

建议回访时间：术后1～3天。

回访问题：关于术后是否疼痛；肿胀；发热；封闭材料脱落等。

健康指导：根据患者所描述的情况给予解答指导。

（1）疼痛：根管治疗后常见症状就是疼痛，它的原因有很多，在尚未完成根管治疗时，可能是根尖炎症还尚未消除、牙髓未清除干净，引起的疼痛，每次治疗后都会有改善。或者在治疗过程中牙齿折断了，折裂了出现疼痛，如果患者自觉无法忍受，建议及时就医。

（2）肿胀：根管治疗有可能出现肿胀，属于并发症一般不会太严重，必要时吃消炎药会缓解，如果疼痛难以忍受就需要及时复诊。

（3）发热：根管治疗通常对于成人体温升高不会产生太大影响，儿童治疗后可能会有体温升高症状。如果发热的情况下可以应用退热药物进行治疗，必要时到综合医院发热门诊就诊。

（4）材料脱落：一般来说封闭材料比较坚硬不容易掉落，如果掉落应及复诊重新封闭。

（5）牙齿劈裂：根管治疗后有小概率会出现牙齿劈裂主要是因为在做完根管治疗后牙齿失去了牙髓的营养，没有足够多的营养支持，脆性会比较大。因此，为避免牙齿折裂，根管治疗后常规建议患者进行牙冠修复术。若已然发生牙齿劈裂，应及时就诊。

5. 种植牙术后

建议回访时间：一期手术术后1～3天，二期术后2～3天，植骨手术术后1～5天，上颌窦提升术术后1～5天。

回访问题：关于术后是否疼痛；肿胀；发热；出血；愈合基台是否松动；口腔卫生维护；用药；原义齿佩戴；拆线时间等。

健康指导：根据患者所描述的情况给予解答指导。

（1）疼痛：术后1～3天疼痛会逐渐加剧然后逐渐减轻，必要时可口服镇痛药，若如3天后疼痛依然剧烈，口服止疼药无效后，建议患者及时到医院复诊。

（2）肿胀：一般术后3～7天内术区会出现局部肿胀，随后逐渐减轻，可在术后24小时内用冰袋冰敷，48小时后热敷，以减轻肿胀，必要时可口服地塞米松3天以减轻肿胀。一般7天左右恢复。

（3）发热：一般术后不会引起发热，如若患者出现发热建议到综合医院发热门诊检查，并及时复诊。

（4）出血：术后24小时内术区会有少量出血，可自行停止，术后1～2天口水中稍带血丝属正常现象，局部会有血凝块，2周可自行吸收，如若出血不止应及时到医院复诊。

（5）愈合基台松动：如若愈合基台松动，应及时来医院就诊，重新紧固，以防误吞或误吸。

（6）口腔卫生维护：术后第二天就可刷牙漱口，但注意要保护伤口，进食后先用清水漱口再用漱口水漱口，使用两周。

（7）用药：术后一定要用药5～7天预防感染。

（8）原义齿佩戴：原义齿需在术者指导下使用，通常2周后可将原义齿调磨缓冲后戴用。

（9）拆线时间：一般7～10天需到医院进行拆线。

6. 正畸治疗术后

建议回访时间：3～5天。

回访问题：疼痛；不适磨嘴；口腔卫生维护；进食问题；固定矫治器脱落、变形等。

健康指导：根据患者所描述的情况给予解答指导。

（1）疼痛：初戴时会出现轻度疼痛，一般持续3～5天，如果疼痛严重，应及时复诊。

（2）不适磨嘴：初戴时出现不适磨嘴可用专用蜡来涂布，保护颊侧黏膜。

（3）口腔卫生：应特别注意口腔卫生，养成随时携带刷牙工具的习惯，每次进食后都要刷牙漱口，配合使用牙线和间隙刷，高效清洁牙齿各面，防止龋齿、牙龈炎等口腔疾病。

（4）进食：不吃硬的、粘的食物，不做啃食动作，水果切成小块吃。

（5）固定矫治器出现问题：如若固定矫治器出现损坏、变形、移位，带环或托槽松动、脱落要及时到医院复诊。

（四）回访注意事项。

1. 回访的过程中应使用恰当的称呼，用语简单、语气平和，能洞察患者心理状态、情绪变化及性格特征。

2. 不说与患者病情无关的事情，不随便承诺，与回访无关内容应巧妙回避。

3. 患者或家属对医院表现出不友好的态度和情绪时要予以充分重视，极力缩短与患者或家属的心理距离，使受访者能做出公正的评价。

4. 访后的信息应及时整理记录。

5. 共性的问题或意见，尤其涉及患者不满情绪、安全隐患要予以特别重视，集中反馈给相关部门进一步处理。

参考文献

1. 北京大学学报
2. 实用口腔护理技术
3. 中华口腔医学杂志